Atlas of
Gonioscopy
前房角镜检查图谱

前房角镜检查图谱

Atlas of Gonioscopy

看图识病　看视频学操作

主审：王宁利（首都医科大学附属北京同仁医院）

主编：乔春艳（首都医科大学附属北京同仁医院）

人民卫生出版社
·北京·

图书在版编目（CIP）数据

前房角镜检查图谱 / 乔春艳主编 . —北京：人民
卫生出版社，2023.4
　　ISBN 978-7-117-34654-2

　　Ⅰ. ①前… Ⅱ. ①乔… Ⅲ. ①前房角镜检–图谱
Ⅳ. ①R770.41-64

中国国家版本馆 CIP 数据核字（2023）第 048616 号

人卫智网	www.ipmph.com	医学教育、学术、考试、健康，购书智慧智能综合服务平台
人卫官网	www.pmph.com	人卫官方资讯发布平台

前房角镜检查图谱
Qianfangjiaojing Jiancha Tupu

主　　编：乔春艳
出版发行：人民卫生出版社（中继线 010-59780011）
地　　址：北京市朝阳区潘家园南里 19 号
邮　　编：100021
E - mail：pmph @ pmph.com
购书热线：010-59787592　010-59787584　010-65264830
印　　刷：北京盛通印刷股份有限公司
经　　销：新华书店
开　　本：889×1194　1/16　　印张：13
字　　数：375 千字
版　　次：2023 年 4 月第 1 版
印　　次：2023 年 4 月第 1 次印刷
标准书号：ISBN 978-7-117-34654-2
定　　价：169.00 元
打击盗版举报电话：010-59787491　E-mail：WQ @ pmph.com
质量问题联系电话：010-59787234　E-mail：zhiliang @ pmph.com
数字融合服务电话：4001118166　　E-mail：zengzhi @ pmph.com

编　委

序

　　前房角镜检查是眼科一项古老又传统的技术,尽管近年来超声生物显微镜、眼前段相干光断层扫描成像技术的发展为前房角结构的检查带来了突破,但是前房角镜检查仍然具有新技术不能完全替代的优势。这一技术是眼科医师的一项基本功。前房角镜能给我们提供光学镜面反射产生的显著彩色信息,能让我们直观动态地观察前房角的变化,能给我们提供从瞳孔、虹膜到前房角、周边角膜全部的信息,这项技术不但是眼科的一项技术,也成为了眼科的一门艺术。

　　我的学生乔春艳酷爱教学,在繁忙的临床实践中用心收集整理了大量的前房角镜检查照片及病例信息,重要的是她更愿意将这些宝贵资料拿出来和大家分享,为眼科教学提供了重要的教学资料。当她提出这一想法时,我被她的奉献精神所打动,并表示坚决支持她的这个想法和工作。经过多年的努力,她的想法变成了现实,这部精美的参考书凝聚了她多年来临床和教学工作的心血,是她付出心血的结晶。

　　这本书的内容覆盖了前房角镜检查的方方面面,用四个篇章谱写了从光学基础到前房角结构,从操作技术到疾病特征,并引入数字化房角镜的概念。从收集的上万张照片中精挑细选了上千张来自临床实践的精美前房角照片,做到了图文并茂,引人入胜。是至今前房角镜相关知识最丰富的一部书籍,相信它的出版一定会得到眼科医生和眼健康工作者的喜欢,希望此书能成为眼科医师的良师益友,为推动我国眼科服务水平提升作出贡献。

　　最后再次感谢乔春艳医师的无私奉献,也希望今后此书再版时能有更多精彩。

王宁利

2023 年 2 月

前　言

　　青光眼是最常见的不可逆致盲眼病，其最基本的检查为"3+1"："3"是常规的眼压测量、眼底视神经评估和视野检查；"1"就是必不可少的前房角评估，其对青光眼的诊断、鉴别诊断、分类分型、治疗及随访都至关重要，并有助于理解眼压升高的发病机制，有助于治疗方式的选择和术后随访，也有助于前房角异物或肿瘤、睫状体离断等的诊断。

　　评估前房角的方法很多，虽然超声生物显微镜（UBM）、前节 OCT 等影像检查被广泛应用，有其独特优势，但仍无法替代传统的前房角镜检查。前房角镜检查可以直观观察前房角各个组成部分的结构、宽窄度、色素、血管等情况，而且通过动静结合、双眼对称性比较，可以获得第一手资料。随着青光眼微创手术的开展，针对前房角的手术操作越来越多，前房角镜从裂隙灯显微镜走向了手术显微镜。前房角镜检查是眼科医生，尤其是青光眼医生必须掌握的基本功。

　　前房角镜是眼科基本和必备的"武器"，但有些医生觉得前房角镜检查很麻烦、费时费力，担心检查技术不到位、查不准。希望大家重视前房角镜检查，克服畏难情绪，对前房角镜检查不再望而生畏、不再敬而远之，是我写这本书的初衷。我认为好的老师应该是好的"翻译"，能够把枯燥深奥繁杂的知识和技术"翻译"成听得懂、记得住、用得上的技能。我喜欢教学，一直努力追求成为这样的好老师，比如我把 Scheie 前房角分级法编了一个顺口溜"乔氏口诀"：宽 带 嵴 网 线，便于记忆 W~Ⅳ分级标准。这本书是我多年临床工作的积累，也是我多年"前房角镜检查"教学授课的凝练和升华。

　　本书从前房角镜检查的基础知识、常见异常表现、不同疾病特征性前房角体征，到前房角镜在青光眼激光和手术治疗中的应用，由浅入深，图文并茂，较全面系统地介绍了前房角镜检查的方方面面。笔者从积累的几万张图片中精挑细选出一千多张放到书里，有些珍贵的图片可遇不可求。通过左右眼比较，动静态比较，术前术后比较，房角镜和 UBM 等比较，看图识病、看视频学操作，引领读者透过小小的镜面，看到奇妙的前房角世界，希望能有助于提高前房角镜检查技术，从而提高对疾病的认识，提高诊疗水平。

　　间接前房角镜成像是镜面反射成像，镜面在上面时看到的是下方的前房角。本书中前房角镜图片没有做翻转处理，直接使用原图片，按照顺时针方向排列，镜面位置依次是：上方 - 右边 - 下方 - 左边，实际上反映的是下方 - 左边 - 上方 - 右边的前房角情况。

我们在介绍前房角 Scheie 分级法的章节中,使用了最初用的罗马数字记录法,除此章节以外,我们均使用在临床上常用的阿拉伯数字进行记录。

感谢每一位作者的辛勤努力、倾情奉献和通力合作,写作中不断交流沟通,我们相互学习、共同进步。本书的大部分图片由特别爱钻研的张阳医生拍摄,张阳从对前房角镜检查一无所知的"小白"到成为检查高手、拍照专家,增强了我对带教效果和本书价值的信心。田宁老师绘制的精美图片和用心设计的封面为本书增色添彩。感谢王红、于洁、周军、杨婧研、刘敬花、陈琛、王宁利教授团队等友情赞助的特殊病例。感谢桑景荭、谢媛、韩静、李敏、赵雪兆等医生在文字校对时给予的帮助。

感谢首都医科大学附属北京同仁医院眼科这方沃土培养了我!以此书献给同仁眼科,尤其是青光眼科的各位老师和同事们,感谢我的博士研究生导师王宁利教授、硕士研究生导师林丁教授、张舒心主任、唐炘主任、孙丽主任、陈虹主任、王涛主任等给予的指导帮助和关怀鼓励!感谢魏文斌教授,他是第一个鼓励我写书的师长!从不敢写到享受写作的心流,我再一次突破了自我设限!写书是重新梳理、沉淀、反思和再学习、再提高的过程。

尤其感谢一直激励和引领我们不断探索青光眼的王宁利教授!勤奋坚韧、睿智远见、勤于思考、敢于挑战、不断创新进取的王老师一直都是我们的榜样!他的鼓励和建设性的修改意见让本书更加完善和有特色。

感谢人民卫生出版社老师的指导和帮助!感谢各级领导、同事、同行、患者、朋友们的帮助和支持!感谢家人的支持关爱、理解和包容!

虽然我们认真撰写、用心选图、力求完美,但难免有些错误纰漏,敬请批评指正。我们将继续收集尚未纳入的特殊病例,希望再版时一并给予修正和补充。

愿本书能够成为眼科医生的良师益友;愿助力更多年轻医生、研究生、进修医生的成长;愿能直接和间接地帮助到更多青光眼患者!

乔春艳

2023 年 2 月于北京

目　　录

第一章 前房角镜检查基础知识

第一节 前房角镜检查的前世今生

一、前房角镜概述

前房角镜检查是眼科的基本检查,尤其在青光眼诊断、分类、治疗及随访中必不可少。前房角镜可以提供房角开放或闭合及关闭范围的信息,判断房水流出受阻的部位;通过光学方法观察前房角宽度,显示房角的色素、新生血管、Schlemm 管充血等色泽及结构信息;还可以显示梳状韧带、周边虹膜及睫状体带的情况,对原发性、继发性及先天性青光眼的临床诊断及鉴别诊断、分类、分期,都起到重要作用。前房角镜可以通过照射光的强弱宽窄变化及对眼球壁的作用力和眼位变化,运用静态和动态检查法,判断房角关闭是贴附性还是粘连性,指导青光眼激光、手术及具体手术方式等治疗选择。前房角镜还实现了激光及手术中对前房角的直视操作,为选择性激光小梁成形术(selective laser trabeculoplasty,SLT),前房角分离术,小梁切开术等微创青光眼手术(micro invasive glaucoma surgery,MIGS)创造了可视条件。在青光眼随访中,前房角镜对判断房角关闭范围变化,评估前房角分离术后效果、前房角切开术后愈合及粘连关闭情况,对青光眼的疾病进展及预后的评估都起到了重要作用。此外,前房角镜还可以帮助寻找细小的房角异物、判断虹膜根部和睫状体离断范围,观察房角后退的程度,在眼外伤的诊断、治疗中也发挥重要作用。裂隙灯下用前房角镜还可以看到立体的视盘,观察视盘和视网膜神经纤维层,有助于评估青光眼性视神经损害。因此,前房角镜检查是眼科医生的必备技能,是需要掌握的基本功。

前房角镜检查历史悠久,至今仍然是系统评价前房角结构的金标准,前房角镜也有其局限性,它属于接触性检查,存在禁忌证(全身情况不佳者、结膜或角膜急性传染性或活动性炎症者、严重角膜水肿或病变者、近期内眼手术者、低眼压合并视网膜或脉络膜活动性出血者、眼球开放性损伤者)。另外,前房角镜检查依赖临床医师的检查技术和主观判断,且无法观测到虹膜后和睫状体的情况。Quigley 等发现,大部分临床眼科医师在常规检查中都没有进行前房角镜检查。Fremont 等人发现,只有 45.9% 的新诊断为青光眼的患者在初始评估时进行了前房角镜检查。"中国青光眼百家联盟"调查发现,大部分青光眼医生进行前房角检查时优先使用前房角镜,但有 20% 以上的医生对前房角分类法及动静态检查的操作和意义上存在错误认知,需要进行相关培训。

二、前房角镜的发展史

1907 年,希腊眼科医生 Alexios Trantas 首次在活体上观察到前房角结构。Trantas 对观察睫状体感兴趣,他用手指直接压陷角膜缘,偶然观察到活体的前房角结构。随后,Trantas 绘制了详细的前房角结构图,他用希腊语 "Dellaporta" 创造了术语前房角镜 "gonioscopy",意思是 "观察角度"。

1914 年和 1915 年,Maximilian Salzmann 描述了使用接触式镜头的现代前房角镜检查。Salzmann 认识到全内反射的概念,并使用 Fick 镜头克服这种反射,实现了直接观察前房角。他手绘了彩色的前房角结构。Salzmann 强调了对有房角关闭病史的患者进行前房角镜检查的重要性。

1918 年，Curran 首次观察到房角关闭与眼压升高有关。1919 年，Koeppe 对 Salzmann 的前房角镜结构进行了改进，用新开发的镜头检查前房角，使用 Zeiss 裂隙灯，把绷带放在镜片的中央凹陷处，将其固定在患者身上，Koeppe 前房角镜比 Salzmann 的镜头更厚、更凸，当时仅能观察到鼻侧和颞侧的前房角，随后逐渐改进成了 Koeppe 型直接前房角镜。

1925 年，Manuel Uribe Troncoso 开发了一种带光源的单目前房角镜，可以检查前房角的所有部分。Thorburn 是第一个拍摄到前房角的人，1927 年他拍摄了一例由于散瞳引起的房角关闭，他还观察到大多数西方青光眼患者都是开角型。

1930 年，Otto Barkan 用挂式裂隙灯和手持照明器，通过 Koeppe 前房角镜观察前房角，他的改进照明充足且放大倍率高，将前房角镜检查带入了临床实际应用。他随后区分了"开角型"和"闭角型"青光眼，基于前房角结构对青光眼进行分类，并建议虹膜切除术仅用于闭角型青光眼。1936 年，Barkan 实施前房角切开术（goniotomy）治疗青光眼，并用前房角镜观察前房角切开术的患者。

1938 年，Goldmann 设计了间接前房角镜，用裂隙灯辅助进行前房角镜检查。前房角镜有两种基本形式：直接前房角镜检查法通过折射原理消除全反射，能直接观察前房角（如 Koeppe 前房角镜）；间接前房角镜检查是通过镜面反射提供相反角度的前房角镜像，也是目前临床最常使用的技术（如 Goldmann 前房角镜）。1945 年，Goldmann 三面镜、Allen-Thorpe 四面镜、Zeiss 镜等间接前房角镜相继问世。在四面镜中，如 Zeiss、Volk G、Posner 和 Susmann 等，可以在不旋转镜头的情况下观察大部分前房角，角膜接触面积相对小且平坦，可进行动态前房角镜检查（详见第一章第四节）。

1940 年，Gradle 和 Sugar 首次尝试对前房角进行分级。1957 年，Scheie 提出了基于可见结构的前房角分级系统。1960 年 Shaffer 提出了 Shaffer 分级法。1971 年 Spaeth 结合以上两种分级法，提出了结合房角开放角度、虹膜根部附着点位置和虹膜形态等综合信息的 Spaeth 分级法，并在 1995 年及 2005 年进一步完善和修订该分级方法（详见第一章第七节）。

1993 年，Joos 等首次应用术中前房角镜成功在猪眼上进行前房角切开术，将术中前房角镜引入了青光眼的手术诊疗，提高青光眼的手术成功率。2006 年美国食品药品监督管理局 FDA（Food and Drug Administration）批准小梁消融术，术中前房角镜成为 MIGS 手术的必备工具。

黄树春等结合我国自身医疗特色，在 1979 年发明了瓶型前房角镜，价格便宜，不需要镜头等设备，可在水介质的作用下，实现对前房角的观察，为医疗条件有限的基层眼科提供了前房角观察的可行方法。

三、前房角成像技术

随着计算机影像检查手段的进步，不断发展出新的前房角成像方式，表 1-1-1 列出了临床常用的前房角成像方式的优缺点。

（一）超声设备：1949 年，Sokolov 提出超声显微镜的想法，1974 年，Korpel 研制出激光扫描式超声显微镜。1990 年 Pavlin、Sherar 和 Foster 共同发明并将超声生物显微镜（ultrasound biomicroscopy，UBM）（图 1-1-1）用于眼科。我国在 1994 年引进了 UBM 应用于眼科临床，随后我国自主研发了全景 UBM。UBM 采用 35~100MHz 的高频超声扫描传感器，能够穿透约 5mm 的组织，图像分辨率可达到 50~100μm。超声可穿过非透明组织（如虹膜、前段巩膜、角巩膜缘组织）显示与前房角形态相关的组织结构（如周边虹膜形态、虹膜根部附着位置、睫状体形态、后房状态），在角膜水肿或混浊无法进行前房角镜检查时可以显示房角形态。UBM 检查一般须采用水浴或耦合剂操作，超声探头不接触眼球，减少部分机械性的干扰，还可在设定的照明条件下进行，减少光线对前房角状态的影响。UBM 利用 B 型超声的成像原理，可为检查者提供眼前段任意子午线方向的二维黑白断层图像（图 1-1-2），利用机器内部提供的测量尺或计算机辅助测量系统，可对前房角及相关的组织结构进行测量，根据巩膜突的位置可得到前房角的相关测量参数。UBM 对于阐明高褶虹膜、睫状体渗漏综合征、晶状体不全脱位、睫状体囊肿及肿瘤等引起的前房角关闭及相关诊断有重要意义。

表 1-1-1 前房角镜与临床常用的前房角成像检查方法的优缺点比较

	前房角镜	UBM	AS-OCT	PentaCam	RetCam	EyeCam
成像原理	光学	超声	红外光	光学 Scheimpflug 摄影	光学	光学
干扰	机械、照明	无	无	无	机械、照明	机械、照明
体位	坐位 或卧位	仰卧位 或坐位	坐位	坐位	仰卧位	仰卧位
测量	定性、半定量	定量	定量	定量	定性	定性、半定量
色泽信息	可提供	不能	不能	不能	可提供	可提供
检查方式	接触角膜	水浴或耦合剂	无接触	无接触	接触角膜	接触角膜
突出优势	提供色泽信息 进行动静态检查	显示后房结构 虹膜后方及睫状突结构	无接触 重复性好 定量准确	无接触 重复性好 定量准确	提供色泽信息 可用于婴幼儿 重复性好 照片可留存	提供色泽信息 可用于婴幼儿 重复性好 照片可留存
缺点	主观; 受角膜和前房屈光间质病变影响;无法观测到后房、晶状体和睫状突	受患者配合及检查者经验影响;新鲜眼外伤、内眼术后1周内及眼表感染者禁用	无法观测到虹膜后和睫状突	房角结构显示不清	受角膜病变影响,无法观测到虹膜后和睫状突	受角膜病变影响,无法观测到虹膜后和睫状突

　　UBM:超声生物显微镜(ultrasound biomicroscopy);AS-OCT:眼前节相干光断层扫描仪(anterior segment optical coherence tomography);PentaCam:三维眼前节分析诊断系统;RetCam:眼科广域数字成像系统;EyeCam:(暂无中文名称)。

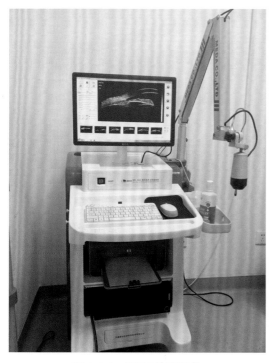

图 1-1-1 UBM 检查设备

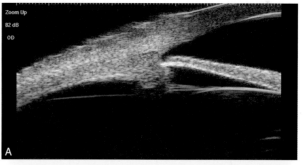

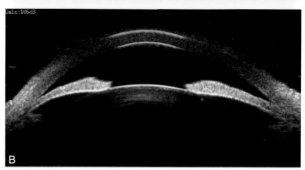

图 1-1-2 UBM 检查结果
A. 前房角开放;B. 全景 UBM 前房角关闭。

UBM 检查也有其局限性,检查时需要使用表面麻醉剂,将眼杯置于结膜囊,并将超声探头放置于水浴眼杯内进行扫描检测,在内眼手术一周内禁忌检查;测量前需要手动识别巩膜突,图像采集质量取决于患者的配合程度和检查者的经验。UBM 与前房角镜的对比发现,UBM 不能显示前房角的细微结构,分辨力比前房角镜差。由于检查原理和分辨率的限制,UBM 无法观察到前房角的色素情况,前房角新生血管等只能通过前房角镜进行检查。UBM 的探头与眼球不直接接触,因此,不能通过类似压陷检查方法来区分贴附性或粘连性关闭。在进行前房角检查时,传统的前房角镜检查和 UBM 检查各有特点,它们的优势可以互相弥补彼此的不足,都是前房角检查的重要方法。2019 年 Wu 等发明了一种 3D UBM 系统,通过旋转采集二维图像 UBM 图像并结合图像处理技术构建高分辨率的前房三维图像,通过自动化方法寻找 Schwalbe 线来确定巩膜突的位置,进而得到虹膜小梁网等前房角相关参数,使前房角参数测量更为准确。

(二)眼前节相干光断层扫描仪

相干光断层扫描仪(optical coherence tomography,OCT)是采用低相干干涉法原理获得眼前段的断层图像。1994 年 Izatt 等首次报道 OCT 用于角膜和前房结构的观察。前节 -OCT(anterior segment optical coherence tomography,AS-OCT)逐渐用于青光眼患者前房角结构的定性和定量评估。AS-OCT 可产生从 20kHz(840nm 光源)到 400kHz(1 310nm 光源)的 A 扫描速率,成像分辨率可达 15~20μm,能够对眼前节结构进行三维成像。AS-OCT 由于光源本身的局限性,对于虹膜及巩膜等组织的穿透能力弱于 UBM,无法对虹膜及巩膜后的组织成像。

AS-OCT 由时域 OCT(time-domain OCT,TD-OCT)发展到频域 OCT(spectral-domain OCT,SD-OCT)和扫频光源 OCT(swept-source OCT,SS-OCT),可进行前房深度、前房角宽度、巩膜突、Schwalbe 线、Schlemm 管及虹膜轮廓的定性及定量分析。

1. 时域 OCT　TD-OCT 采用 1 310nm 波长的光源,机械式扫描,速度较慢(2 000A-Scan/s)。Visante OCT 和 Cirrus OCT 是 TD-OCT 最常见的两种类型,分辨率为 10~20μm。TD-OCT 能对前房角进行可视化检查,能定量测量前房角的生物参数,且操作

方便、简单。TD-OCT 只有一个横断面图像,成像速度慢、分辨率较低。前房角镜与 Visante 和 Cirrus AS-OCT 的比较,在房角关闭中,Visante(18%)和 Cirrus(16%)AS-OCT 的诊断率要比前房角镜(48%)低得多,仅有一半的病例可以在 AS-OCT 中明确巩膜突的位置。

2. 频域 OCT　SD-OCT 使用近 840nm 波长的近红外光,较 TD-OCT 具有更高的分辨率和扫描速度。SD-OCT 对角膜和前房以及小梁网、巩膜突和 Schwalbe 线等前房角结构的检测能力更高。但测量眼前节时,SD-OCT 的穿透深度和扫描宽度下降,不能清晰显示虹膜后界,测量的参数有限,在眼前节的临床应用较少,主要用于后节检查。

3. 扫频光源 OCT　SS-OCT 于 2008 年应用于临床,采用 1 310nm 波长的扫描激光源,较 SD-OCT 840nm 波长光源的组织穿透性显著提高。SS-OCT 可显示眼前节细微结构的高清图像,如 Schlemm 管、小梁网、房水、静脉、巩膜突等,并可进行超广角扫描,360° 全方位测量房角结构和形态。近年来,基于扫频光源的二代 SS-OCT(CASIA 2)(图 1-1-3)已上市,其扫描速度由 30 000 A-Scan/s 提升到 50 000 A-Scan/s,能对眼前节进行超高清成像及三维重建,具

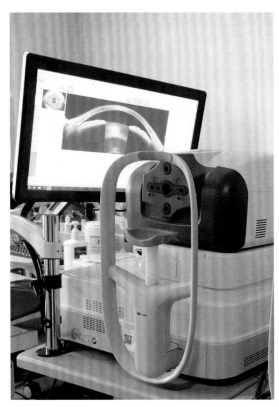

图 1-1-3　二代 SS-OCT CASIA 2

有强大的自测功能,并可以在 0.3s 内自动获取眼前节 16mm(宽度)×13mm(深度)范围的立体图像,包括角膜/晶状体后表面;可以自动分析图像并获取巩膜突和房角隐窝位置,获取房角开放距离、房角隐窝面积、小梁网虹膜空间面积、小梁网虹膜角等参数,对房角开闭情况进行全自动全周分析统计(图 1-1-4)。二代 SS-OCT 还能测量前房、虹膜容积等参数,对滤过泡进行三维成像和分析,计算滤过泡容积等。

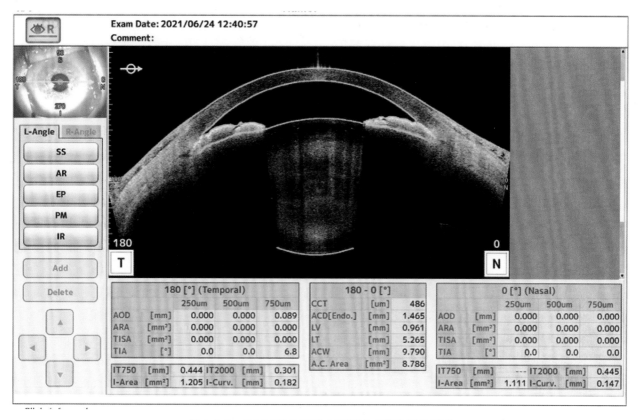

图 1-1-4　SS-OCT CASIA 2 对前节成像及测量界面

有关前房角镜与 SS-OCT 的比较研究,二者各自的可重复性(kappa 值分别是 0.86 vs 0.85)和操作者间一致性(kappa 值分别是 0.69 vs 0.75)都比较好,但是,前房角镜与 SS-OCT 之间的一致性评价结果总体中等(kappa 值 0.34~0.63)。(注:可重复性评价研究用 Kappa 值评价一致性,kappa 值 <0.2 为差;0.21~0.40 为一般;0.41~0.60 为中等;0.61~0.80 为良好;kappa 值 >0.80 说明一致性很好。)

在对前房角分级中,SS-OCT 与前房角镜相比,其评估前房角要更窄。其中的原因有:AS-OCT 对于上方前房角的观察难度较大,尤其在房角关闭的情况下对巩膜突的定位较为困难。随着 SS-OCT 成像和软件技术的进步,对于巩膜突等解剖标志的识别逐步提高,因此提高了 AS-OCT 的可重复性和一致性,但是对于上方和下方前房角的识别仍然与前房角镜有一定差距,鼻侧和颞侧的测量更为准确。

近年来,将深度学习方法应用于基于前房角镜检查和 AS-OCT 数据,以开发检测房角关闭的全自动深度学习分类器。神经网络(convolutional neural network,CNN)分类器,用于将单个 AS-OCT 图像中房角自动分类为开放或闭合。例如,给定输入图像,分类器在 Shaffer 等级上产生归一化概率分布。闭角(0 级和 1 级)和开角(2~4 级)的二进制概率是通过对相应等级的概率求和生成的,即 $p_{闭合}=p_0+p_1$ 和 $p_{开放}=p_2+p_3+p_4$。分类器可充当房角关闭的自动检测器。

我国研究团队基于 SS-OCT 的影像研发出"电子房角显微镜"(digital gonioscopy system,DGS)算法。该算法主要以 CASIA 3D 图像输入数据,基于 3D 图像分析,构建区分房角宽窄、鉴别房角粘连的深度神经网络,可详细输出每个钟点的房角宽度及粘连的预测信息。

（三）眼前节照相分析系统

眼前节照相分析系统（anterior eye segment analysis system）是一种利用瞬间光照在眼前节形成的光学切面图像，并利用计算机对图像进行分析的技术，能够对眼前段解剖结构进行实时观察、分析。

1. PentaCam（三维眼前节分析诊断系统）采用 Scheimpflug 摄影技术，可在 2s 内收集和分析眼前节 25 000~138 000 个数据点，获得角膜到晶状体后表面的光学截面，通过非接触式设备提供完整的三维眼前节分析图像，可用于测量角膜厚度、角膜直径、曲率半径、晶状体位置和前房深度。PentaCam 具有非接触、快速、易量化前房参数的优势，可重复性好。但由于可见光线无法穿透角膜缘、虹膜、晶状体等组织，不能可视化前房角结构。因此，临床上 PentaCam 在角膜屈光检测方面应用较多，而前房角形态结构分析的应用相对较少。

2. RetCam（眼科广域数字成像系统）的成像原理是利用电脑图像采集软件，配合多种镜头，可实时采集并储存眼底至眼前段全部图像，当配合 130° 广角镜头时，可采集前房角的动态和静态图像，通过四个象限来提供前房角的 360° 视图，获得直观、彩色的房角图像，与前房角镜观察的图像相似，提供更清晰、更高质量和更高放大倍数的图像，尤其对婴幼儿青光眼及眼底病的检查有独特优势。RetCam 提供了一种具有替代性、补充性的前房角镜检查方法，还可以进行拍照留存前房角图片。但 RetCam 不能对前房角的信息进行定量测量，且属于接触性检查。

3. EyeCam 是一种便携式手持摄影设备，最初设计用于拍摄小儿眼底的广角照片，设备包含一个 130° 镜头，类似直接前房角镜检查，可用于前房角成像，显示的结果与前房角镜相当。EyeCam 是接触式检查，需要仰卧位进行成像，探头放置在耦合凝胶上，不直接接触角膜，最大限度地减少因压迫引起的前房角结构变化，且比前房角镜检查造成的不适更少。为了对特定象限进行成像，指示患者朝该角度的方向看。探头位于与被拍摄前房角相反的角膜缘，来自光纤探头的光被引导到该方向前房角的角度，然后向下倾斜，使前房角结构进入视野，同时最大限度地减少瞳孔收缩。EyeCam 是一种记录前房角的客观方法，产生的房角图像看起来与前房角镜检查中看到的相似。EyeCam 图像可以保存在计算机上进行随访，跟踪前房角随疾病进展以及治疗效果的变化。

4. Axicon 辅助前房角镜，使用了前房角镜成像方法，采用白色光源进行照明，成像头是一个前房角镜镜头（Hoskins Barkan goniotomy）。通过显微镜物镜对前房角进行成像。通过轴棱锥透镜的光束由（charge coupled device，CCD，电荷耦合元件）摄像机捕获。成像系统的横向分辨率约为 $3\mu m$。使用 Image J 软件对采集的图像进行后处理，对采集到的图像进行降噪滤波和阈值处理，以突出图像中的结构。通过光学模拟利用开发的系统，在记录小梁网、色素沉着和前部睫状体的精细结构细节，分辨率提高，显示出更好的图像清晰度。前房角成像系统的分辨率必须在 $1~5\mu m$ 之间，才能分辨小梁网区域细节。现有的临床前房角镜系统不具备足够空间分辨率来解析小梁网的结构细节。Axicon 辅助间接房角系统，以低至 $3\mu m$ 的分辨率对前房角进行成像。与当前的成像系统（如前房角镜、OCT 和 EyeCam）相比，该成像系统具有更好的结构清晰度。

5. 数码立体摄影 GS-1 前房角镜，是一种自动数码前房角镜检查，能够获取房角的 360° 真彩色图像。具有 16 个反射面的棱镜透镜，配备白色发光二极管（light emitting diode，LED）和高分辨率彩色摄像机的照明系统。相机从 16 个镜面中的每一个焦平面上拍摄多张照片，软件会自动选择在每个面获得的最佳聚焦图像，并且将整个前房角的线性或圆形图像渲染成为拼接的图像。检查需要 1min 左右，在局部麻醉下进行，需要患者配合固定，使用耦合剂。GS-1 可用于自动和手动方法评估房角色素。GS-1 在检出房角关闭率上低于裂隙灯前房角镜，裂隙灯前房角镜检出房角关闭率为 23.4%，而 GS-1 检出率为 4.3%。Peroni 等人使用解剖层次的软件工具，发现巩膜突的一致性最小，而虹膜根部附着点和小梁网的一致性好。使用 GS-1 获得的前房角图像的一致性虽然有限，但可以通过培训得到改善，最近也发表了一些相关识别前房角结构的共识，用于处理 GS-1 获取的图像的深度学习算法，但目前还在研究开发中，尚未用于临床。

6. 光声成像是一种新型无创成像模式，声波对眼组织的穿透力明显强于光波，因此光声成像可显示更深层的结构，分辨率也很高，可达到微米级。眼前节光声成像主要对比度来自虹膜微血管系统中的红细胞和虹膜黑色素,能对虹膜和睫状体细微结构成像。光声成像的优势在于可以得到组织的生理功能信息。为了声学和光学高分辨率图像,还配合使用机械扫描系统。眼前节组织的光声成像可对青光眼患者注射的干细胞进行光声成像追踪以再生小梁网。光声成像分子成像技术还处于动物实验阶段,这种眼前节细胞生理成像的特殊检查法,对未来青光眼的分子生物学研究有重要辅助作用。

随着计算机信息技术的提高,不断涌现出新的图像处理模式及人工智能深度学习等神经网络策略,提高前房角成像的质量及数据分析能力。但其原理都是来自前房角镜的检查基础。目前,前房角镜作为房角检查的金标准,仍然是眼科医生不可或缺的检查手段,更是青光眼医生必备的基本功。

(张　慧　乔春艳)

参 考 文 献

1. HE M, FOSTER P J, GE J, et al. Gonioscopy in adult Chinese: The Liwan eye study[J]. Invest Ophthamol Vis Sci, 2006, 47(11): 4772-4779.

2. 边俊杰,戴惟葭,刘大川. 原发性闭角型青光眼房角检查及关闭机制新进展[J]. 医学综述, 2011, 17(1): 104-107.

3. QUIGLEY H A, FRIEDMAN D S, HAHN S R. Evaluation of practice patterns for the care of open-angle glaucoma compared with claims data: The glaucoma adherence and persistency study[J]. Ophthalmology, 2007, 114(9): 1599-1600.

4. FREMONT A M, LEE P P, MANGIONE C M, et al. Pat-terns of care for open-angle glaucoma in managed care[J]. Arch Ophthalmol, 2003, 121(6): 777-783.

5. 乔春艳,张慧,王宁利,等. 我国青光眼临床诊断方式的问卷调查[J]. 眼科, 2018, 27(1): 39-45.

6. TRANTAS A. L'ophtalmoscopie de l'angle irido-cornéen (gonioscopie)[J]. Arch Ophthalmol(Paris), 1918, 36(1): 257-276.

7. Salzmann M. Die Ophthalmoskopie der Kammberbucht[J]. Z Augenheilk, 1914, 31: 1-19.

8. Salzmann M. Nachtrag zu Ophthalmoskopie der Kammerbucht[J]. Z Augenheilk 1915, 34: 160-162.

9. Koeppe A. Das stereo-mikroskopische Bild des lebenden Kammerwinkels an der Nemstspaltlampe bein Glaukom[J]. Klin Monatsbl Augenheilk, 1920, 65: 389-391.

10. HU C X, MANTRAVADI A, ZANGALLI C, et al. Comparing gonioscopy with Visante and Cirrus optical coherence tomography for anterior chamber angle assessment in glaucoma patients[J]. Journal of Glaucoma, 2016, 25(2): 177-183.

11. 柴永琦,关立南,高维奇. 原发性闭角型青光眼前房角影像学研究进展[J]. 医学综述, 2021, 27(16): 3268-3273.

12. 黄树春. 瓶型前房角镜[J]. 医疗器械, 1981, 01: 58.

13. Sherar M D, Starkoski B G, Taylor W B, et al. A 100MHz B-scan ultrasound backscatter microscope[J]. Ultrason Imaging, 1989, 11(2): 95-105.

14. 王宁利,叶天才,赖铭莹,等. 应用超声生物显微镜与前房角镜检查眼前房角结果的比较[J]. 中华眼科杂志, 1999, 35(03): 14-18.

15. 邹海东,孙丰源,林松. 我国眼科超声检查操作规范(2019年)[J]. 中国超声医学杂志, 2020, 36(04): 289-295.

16. HELMS R W, MINHAZ A T, WILSON DL, et al. Clinical 3D imaging of the anterior segment with ultrasound biomicroscopy[J]. Transl Vis Sci Technol, 2021, 10(3): 11.

17. IZATT J A, HEE M R, SWANSON E A, et al. Micrometer-scale resolution imaging of the anterior eye in vivo with optical coherence tomography[J]. Arch Ophthalmol, 1994, 112(12): 1584-1589.

18. 董静,吴强,王晓刚. 光学相干断层扫描技术眼前节成像的应用探讨[J]. 国际眼科杂志, 2015, 15(9): 1567-1571.

19. RIGI M, BELL N P, LEE D A, et al. Agreement between gonioscopic examination and swept Source Fourier domain anterior segment optical coherence tomography imaging[J]. J Ophthalmol, 2016: 1727039.

20. LI FEI, YANG YIFAN, SUN XU, et al. Digital gonioscopy based on three-dimensional anterior-segment OCT: An international multicenter study[J]. Ophthalmology, 2022, 129(1): 45-53.

21. 王智鹏,姚瞻,周增超,等. 眼前节分析系统房角检查[J]. 眼科新进展, 2002, 22(03): 184-186.

22. QUEK D T, NONGPIUR M E, PERERA S A, et al. Angle imaging: Advances and challenges[J]. Indian J Ophthalmol, 2011, 59 Suppl(Suppl1): S69-S75.

23. PERINCHERY S M, SHINDE A, FU C Y, et al. High resolution iridocorneal angle imaging system by axicon lens assisted gonioscopy[J]. Sci Rep, 2016, 6: 30844.

24. CUTOLO C A, BONZANO C, SCOTTO R, et al. Moving beyond the slit-lamp gonioscopy: Challenges and future opportunities[J]. Diagnostics(Basel), 2021, 11(12): 2279.

第二节　前房角的胚胎发育

前房角由前壁的角巩膜缘、后壁的虹膜及两者所夹的隐窝组成，隐窝的底部是睫状体前缘的一部分。这几部分组织的生长、发育，即是前房角的形成。前房角是由中胚层发育而来，关于前房角形成的方式有几种不同看法。有人认为前房角是因该处的中胚层组织萎缩而形成的，还有人认为前房角的形成是一个中胚叶组织的裂开过程，也有人提出，其形成是前房角处中胚叶组织随着眼球不断生长，细胞间隙增大、融合，细胞重新排列而导致前房角组织变稀疏而形成的。

在胚胎第 6 周末时，表皮外胚层与晶状体之间的中胚层出现一裂隙，即前房始基，前房开始形成。在胚胎 3 个月末，角巩膜缘即出现，Schlemm 管出现于前房角深处。Schlemm 管来源于视杯缘静脉丛的一团内皮细胞，它形成空腔，并逐渐分出许多分支小管，向内与前房角小梁网相通连，向外经集液管和睫状静脉的小支相连接。Schlemm 管出现后不久，在其内侧的中胚叶组织略增厚，与角膜内皮细胞和后弹力层相连续，并张开为纤维组织束，后分化成许多小带，即小梁网。睫状体带在胚胎第 3 个月开始逐渐生长发育。在 Schlemm 管的后面，巩膜向内突起，形成巩膜突。此突位于 Schlemm 管的后面并略向前，有小梁网附于其上。在胚胎第 5~6 个月时，巩膜突即可认出，出生时即发育完全，在出生后继续变致密，是用于定位小梁网的重要解剖标志。在胚胎第 6 个月时，前房角的底部在小梁网前界的前面，

而 Schlemm 管、巩膜突和虹膜大环落在后面。第 7 个月时，前房角底到达小梁网前界的后面，巩膜突和虹膜大环间的中胚叶组织开始变薄。在出生时前房角位于巩膜突及 Schlemm 管之后，相当于小梁网的后部。出生后前房角扩展到小梁网之后，位于虹膜大环的部位，2~4 岁时达到最后的宽度。

正常新生儿眼的虹膜形态平坦，并附止在巩膜突上或其前后，周边虹膜不会出现环形起伏不定的嵴或沟及形成末卷，房角被一层中胚叶葡萄膜小梁网组织覆盖。直到婴幼儿出生后 6~12 个月，随着葡萄膜小梁网组织（包括虹膜附着及睫状体）下滑，逐渐形成成熟的房角形态，即房角隐窝形成及睫状体裸露（图 1-2-1）。

梳状韧带即虹膜突（参见本章第三节图 1-3-9~图 1-3-11），是从虹膜前面的中胚层而来。大多数成年人，这种起源于中胚层葡萄膜小梁网内层的虹膜突组织或多或少萎缩，少数成年人可能存在较多虹膜突，特别是在色素性青光眼及先天性青光眼尤为多见。

先天性青光眼（参见第三章第四节）多由于胚胎时期发育障碍，使前房角结构先天异常或残留胚胎组织，阻塞了房水排出通道所致的青光眼。其发病机制是由于房角发育的遏制，阻止了虹膜睫状体的后移，虹膜呈高位插入小梁网内，并且小梁网和 Schlemm 管，以及集液管的发育形成不完全，导致房水外流阻力增加。在前房角镜下可见厚实的梳状韧带覆盖在从整个小梁网到周边虹膜的区域；也有部分患者的梳状韧带不明显，但看不到小梁网结构，为致密的无结构样区带，与虹膜根部附着处直接相连，易被误认为是虹膜周边前粘连。

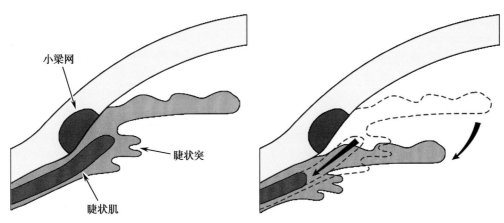

图 1-2-1　前房角的胚胎发育
葡萄膜组织沿角巩膜壁向后滑动，其包括睫状肌和睫状突等各组织重新排列，睫状体一直附着在角巩膜壁上但与初始位置相比后退到巩膜突之后，从而使小梁网暴露。

掌握前房角的胚胎发育过程对于正确认识前房角的解剖结构、前房角镜下组织结构的判断及定位，以及理解包括先天性青光眼在内的多种眼部疾病的发生和发展机制尤为重要。

（张　烨　乔春艳）

第三节　前房角的解剖

前房角位于前房的边缘部内，由前壁（角巩膜壁）、后壁（虹膜根部）及隐窝（睫状体带）构成。其解剖结构从前至后依次可见：Schwalbe线、前部小梁网（非功能小梁网）、后部小梁网（功能小梁网）、巩膜嵴（巩膜突）、睫状体带及虹膜根部（图1-3-1、图1-3-2）。

一、Schwalbe 线

Schwalbe线（Schwalbe's line or ring, SL）为前房角组织的前界，是角膜后弹力层的止端，由致密的胶原纤维团组成，其中有弹力纤维，偶有少许细胞，在前房角镜下呈一条灰白色发亮略隆起的线，是小梁网

和角膜内皮的分界线，是从较小曲率半径的角膜向较大曲率半径的巩膜的转折处，色素容易沉着于此。年轻人多呈白色光泽环，成年人则多在下方的Schwalbe线上可见色素颗粒沉着（图1-3-1~图1-3-3）。

如果小梁网和Schwalbe线无明显色素沉着，Schwalbe线辨认会比较困难。或者Schwalbe线有较多色素沉着，会被误认为是小梁网，尤其是虹膜膨隆、前房角窄时。有两种方法可以帮助我们定位Schwalbe线。

方法1：利用"角膜光学楔"（corneal wedge）。

即利用角膜裂隙光束的内外边缘接合处准确定位Schwalbe线。用窄细的裂隙灯光束投射到前房角，光束对角膜的前后表面都有反射，靠内侧的反射光线对应角膜的后表面，与前房角结构和虹膜表面相延续；靠外侧的反射光线对应角膜的前表面，终止于角膜后弹力层的止端，内外两条光线相交形成楔状，称为角膜光学楔，汇合相交之处即为Schwalbe线，即角膜前后表面反射光带的交界处就是Schwalbe线（图1-3-4）。

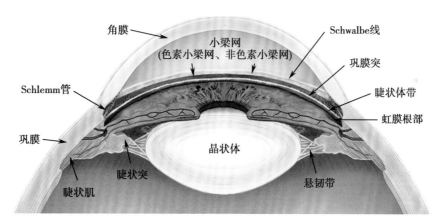

图 1-3-1　前房角解剖示意图

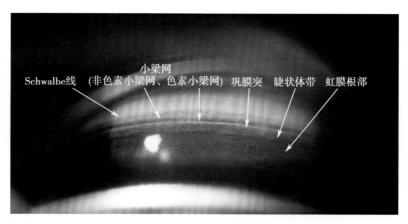

图 1-3-2　前房角正常所见（白色箭头标出各个部位）

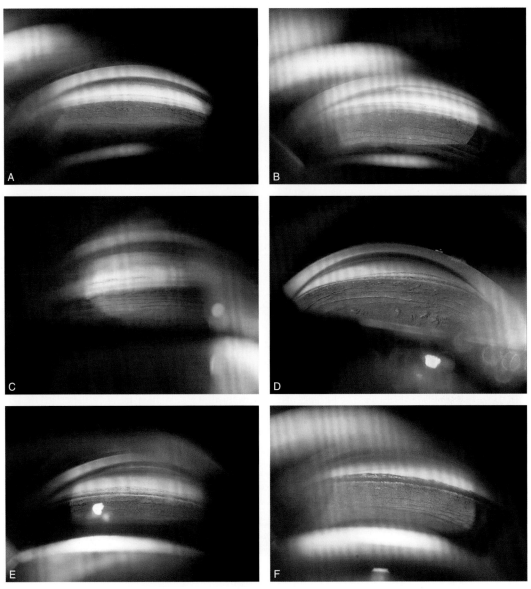

图 1-3-3 正常前房角:结构完整,清晰可见
A. W 色素 0 级,睫状体带宽;B. W 色素 1 级,睫状体带宽;C. W 色素 1 级,睫状体带窄;D. W 色素 2 级,睫状体带宽;E. W 色素 2 级,睫状体带宽;F. W 色素 3~4 级,睫状体带窄。

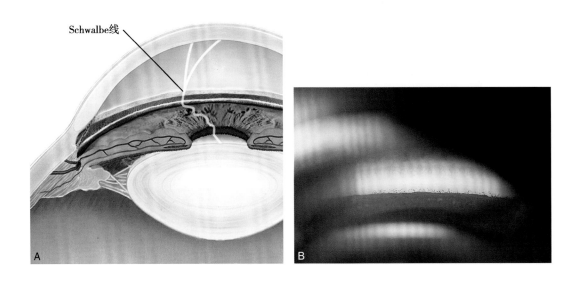

Schwalbe线

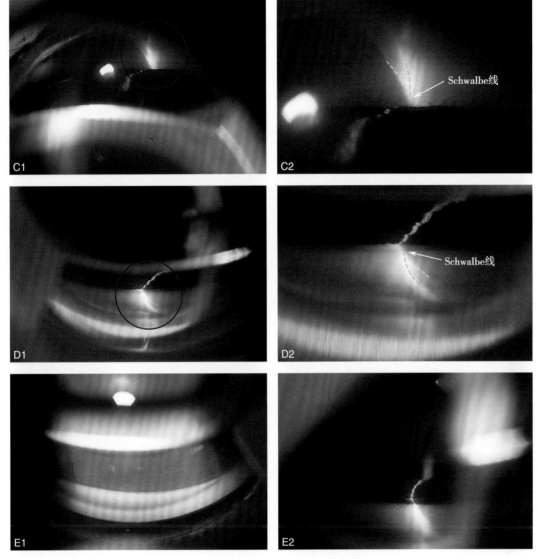

图 1-3-4　利用"角膜光学楔"定位 Schwalbe 线

A."角膜光学楔"示意图：前房角镜下，窄裂隙光束的角膜内外光带汇合相交之处即为 Schwalbe 线（黑线所指处）；B. 病例 1：左眼诊断先天性青光眼，右眼眼压和眼底均正常；此为右眼前房角镜像：未见睫状体带（虹膜根部附着点位置靠前），小梁网和 Schwalbe 线都无色素沉着（色素 0 级），Schwalbe 线辨认困难，细小稀疏的梳状韧带附着于小梁网；C1、D1. 病例 1 使用裂隙光带检查，红圈标出"角膜光学楔"；C2、D2. 病例 1 使用裂隙光带检查形成 2 个光带：绿色虚线为角膜前表面反射光带，黄色虚线为角膜后表面反射光带，光带汇合相交处成楔状，称为角膜光学楔，楔的顶点就是 Schwalbe 线（白色箭头所指处）；此方法可以准确定位 Schwalbe 线；E1. 病例 2：钝挫伤继发性青光眼，前房角浓密色素沉着，色素 4 级；Schwalbe 线较多色素沉着时可能被误认为是小梁网；E2. 用窄细光带，寻找角膜前后表面反射光带的汇合相交处，即角膜光学楔的顶点就是 Schwalbe 线。

方法 2：观察质地和光带走行的变化。

Schwalbe 线是无色透明光滑的角膜内皮面和粗糙的毛玻璃样小梁网的交界线，也是较小角膜曲率半径向较大巩膜曲率半径的转折处。细致观察质地和光带的走行变化，有利于定位 Schwalbe 线。

【解剖变异 / 异常】

Schwalbe 线增厚呈串珠状突入前房，或向透明角膜内伸展，尤其在颞侧周边角膜，被称为角膜后胚胎环（posterior embryotoxon of cornea）（图 1-3-5），虽为一种先天发育异常，但常可单独出现在正常眼内。

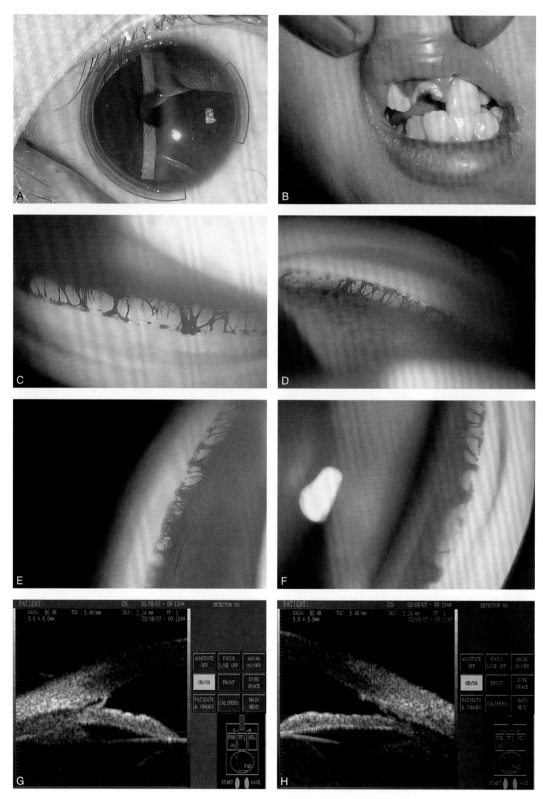

图 1-3-5 Axenfeld-Rieger 综合征患者的角膜后胚胎环

A. 裂隙灯下全周角膜后胚胎环清晰可见,红色框标出的区域后胚胎环尤为明显,后胚胎环是 Schwalbe 线增厚前突,向透明角膜内伸展,突入前房;B. 牙齿异常;C~F. 前房角镜可见 Schwalbe 线增厚,色素沉着,大量梳状韧带附着于 Schwalbe 线和小梁网上;G. 角膜后胚胎环 UBM 下所见:Schwalbe 线增厚前突,梳状韧带越过房角隐窝附着于 Schwalbe 线上;H. 角膜后胚胎环 UBM 下所见:Schwalbe 线增厚前突,梳状韧带越过房角隐窝附着于小梁网上。

二、小梁网及 Schlemm 管

（一）小梁网

小梁网（trabecular meshwork，TM）为一种疏松的胶原性纤维网，呈环形带状，位于 Schlemm 管内侧、Schwalbe 线（TM 前界膜）和巩膜突（TM 后界膜）之间，宽约 0.5mm。在前房角镜下呈筛孔状感觉的毛玻璃样条带（图 1-3-1~ 图 1-3-3）。年轻人尤其儿童多呈透明薄纱状，下方房角偶见色素颗粒，随年龄增加小梁网透明度减弱，常附有色素颗粒，是房水排出的主要区域。

小梁网包括前后两部分，前部（非色素部），占前 1/3 小梁网，位于 Schwalbe 线和 Schlemm 管前缘之间，仅起着很小的房水排出作用，称为非功能部小梁网；由于缺乏色素沉着，往往较难辨认，亦称为非色素部小梁网。后部（色素部），占后 2/3 小梁网，直接邻近 Schlemm 管，是房水排出的活跃区域，称为功能部小梁网；该处小梁网眼里可吸收或保留较多色素颗粒，形成一个色素沉着区，亦称为色素部小梁网。后部小梁网也是指明其深部相应 Schlemm 管位置的一个重要解剖标志，如内路小梁切开手术时切开功能部小梁网，后面就是 Schlemm 管；Schlemm 管充血时，充血部位的内面相应的就是功能部小梁网。前房角镜检查时，功能部小梁网可见，即意味着房角开放；在 UBM 检查时，巩膜突未被遮挡，意味着小梁网开放，前房角是开放的。

小梁网由内至外还可分为三个特征性区域，即葡萄膜小梁、角巩膜小梁和邻管区（图 1-3-6）。葡萄膜小梁位于最内层，与前房相接，前房角镜下吞噬色素颗粒的内皮细胞形成浅棕色带；角巩膜小梁在葡萄膜小梁的外侧，占小梁网的大部分，其小梁细胞内有较多的吞饮小泡；而邻管区为紧连 Schlemm 管的内皮细胞的薄层结构。

（二）Schlemm 管

Schlemm 管（Schlemm's canal，SC）：位于巩膜突稍前的巩膜内沟中，表面由小梁网所覆盖，为围绕前房角一周的环形管，向内通过小梁网与前房交通，向外通过集液管与巩膜内静脉网或直接经房水静脉将房水排出至眼外（压力依赖性），是将眼内房水汇入循环系统的重要通路，也是前房内维持血 - 房水屏障的重要结构。Schlemm 管直径约为

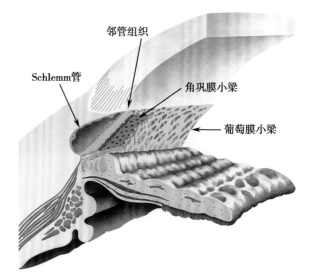

图 1-3-6　Schlemm 管及小梁网结构示意图

小梁网由内至外分为三个特征性区域：葡萄膜小梁、角巩膜小梁和邻管组织；Schlemm 管腔内可见单层内皮细胞。

190~350μm。功能部小梁网有较多色素沉着的区域相当于其位置，巩膜突是其后界。

Schlemm 管内面是功能小梁网，通常 Schlemm 管非充血时不能被看到，充血时才能被看到，充血的 Schlemm 管内侧相应部位就是小梁网。所以前房角镜检查时、前房角内路手术时，使 Schlemm 管充血有利于定位功能小梁网的部位（图 1-3-7）。

Schlemm 管腔由一层内皮细胞及其下不连续的基底膜构成。在未进行过内眼手术且眼压正常的眼中，前房角镜检查时，使用动态压陷检查法可使得巩膜上静脉受压而致其静脉压升高（正常时为 6~9mmHg），巩膜上静脉中的血会倒流入 Schlemm 管内，从而见到 Schlemm 管充血，但并不会有血液倒流入前房中；手术中眼压波动，在眼压较低时，前房角镜下也可见到 Schlemm 管充血；上巩膜静脉压升高的患者，比如 Sturge-Weber 综合征，无须加压也可以看到 Schlemm 管充血（图 1-3-7、图 2-3-2、图 3-4-11）。

【解剖与临床】

（一）Schlemm 管的解剖变异

Schlemm 管为一丛状结构的环形窦，绝大部分是单一的管腔，但有些地方也可为丛状，或分成多个直径不等的管腔，彼此间由胶原性和细胞性组织隔开。因此，在有些青光眼患者进行 Schlemm 管手术时可能会出现微导管迷路或无法穿通 360° Schlemm 管的现象。

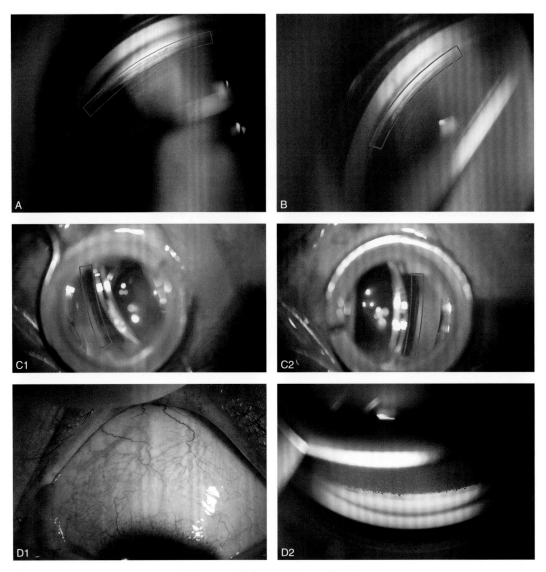

图 1-3-7　前房角 Schlemm 管充血

A、B. 前房角镜下 Schlemm 管充血（红色框标出）；C1、C2. 术中房角镜可见 Schlemm 管充血（红色框标出）；D1、D2. 一例 Sturge-Weber 综合征患者；D1. 前节像：上方（尤其是左上方）结膜和巩膜（尤其是巩膜）血管迂曲扩张形成网状；D2. 前房角开放，色素 0 级；11:00 和 12:00 位局限 Schlemm 管充血。

（二）前房角出血

Fuchs 综合征可出现特殊的房角出血，被称为 Amsler-Verrey 征，是由于房角处的新生血管导致的丝状出血及前房积血的形成，是 Fuchs 综合征特征性的表现，可见于前房穿刺、轻微眼外伤、球旁麻醉、接触性或非接触性眼压测量、前房角镜检查、白内障手术等情况，也可能出现自发的房角出血。

在内路前房角手术时，比如内路前房角镜辅助经管腔内小梁切开术（gonioscopy assisted transluminal trabeculotomy，GATT）术中或术后早期可见前房角出血。术中出血是因为血液倒流：切开 Schlemm 管的内壁及小梁网后，Schlemm 管中血液倒流，经前房角进入前房。术后如果眼压持续偏低，或有导致巩膜上静脉压增高的情况时（如睡眠时术眼被压迫等），可能会出现迟发性的前房角出血，但在正常情况下则不会持续出现前房角出血。

（三）Schlemm 管成为抗青光眼手术的主要目标部位

Schlemm 管作为房水外流的主要通路，近年来被作为多种微创青光眼手术（microinvasive glaucoma surgery，曾用名 minimally invasive glaucoma surgery，MIGS）的靶点。比如 GATT 术、小梁消融术、KDB

（Kahook dual blade）刀内路小梁切开手术等都是通过切开 Schlemm 管的内壁及小梁网来达到促使房水外流的目的的。

另外非穿透性小梁切除术是通过打开 Schlemm 管的外壁促进房水引流。如二氧化碳激光辅助下外层 Schlemm 管消融术（CO_2 laser-assisted sclerectomy surgery，CLASS），即在巩膜瓣下用激光将深层巩膜组织打薄，预置"房水流出的蓄水池"（即"巩膜池"），通过消融 Schlemm 管外壁，降低房水引流阻力，同时将房水引流至"巩膜池"中进行吸收，仅有极少部分房水像传统外滤过手术那样从结膜下流出。非穿透性抗青光眼手术完整保留了 Schlemm 管内壁及小梁网组织，确保不穿透前房，有助于降低术后浅前房、白内障等并发症的发生，也避免了滤过泡相关的瘢痕化、滤过泡漏、继发感染等问题。

三、巩膜突

巩膜突（scleral spur，SS）也称为巩膜嵴，由具有巩膜纤维样的结缔组织束组成，为巩膜内沟的后缘，向前房嵴状突起，为睫状肌纵行纤维的附着部位，是前房角镜检查的一个重要解剖标志，是前房角前壁的后界线（图 1-3-1~ 图 1-3-3）。正常眼在前房角镜下表现为一条位于睫状体带与小梁网之间，宽窄不一和稍突起的白色环状线或带，有助于小梁网后界定位和判断后部色素（功能）小梁网是否开放。由于每人巩膜突厚薄不同，其宽窄也有轻度差异。

值得注意的是，房角的顶点（apex）为房角隐窝最深处（睫状体带与虹膜根部的连接处），而非巩膜突。

巩膜突前接小梁网，后接睫状肌，睫状肌收缩会牵拉巩膜突向后，增加小梁网网眼的宽度和间距并可防止 Schlemm 管塌陷。因此巩膜突在某种程度上也参与了房水代谢过程，即可能改变房水的流畅度，对维持房水代谢平衡保持眼内压都起到一定的作用。

四、睫状体带

睫状体带（ciliary body band，CB）位于前房角最周边，由睫状体前端构成，是睫状肌的纵向纤维（the longitudinal fibers of the ciliary muscle），是前房唯一能看到睫状体的部分（图 1-3-1~ 图 1-3-3）。睫状体带与虹膜根部的连接处稍有凹陷形成了房角隐窝，房角隐窝是前房角的顶端。睫状体带在前房角镜下呈灰褐色、黑灰色或棕色的环带。

正常眼睫状体带的宽窄因人而异，取决于虹膜根部附着点的位置，如果附着点偏前、靠近巩膜突（即虹膜根部高位附着），则睫状体带比较窄，虹膜根部附着点特别靠前的病例几乎看不到睫状体带（图 1-3-8A、B）。反之如果虹膜根部附着点靠后，在睫状体带偏后的位置，睫状体带比较宽（图 1-3-8C、D）。虹膜根部附着点位置靠前参与了原发性闭角型青光眼的发病。虹膜根部附着点位置越靠前，房角关闭风险越大。

如何半定量睫状体带的宽窄呢？有两种方法。方法 1：在 Spaeth 分级方法中用 ABCDE 描述虹膜根部附着点的位置（详见第一章第七节），其中 D 是虹膜根部附着在睫状体带前部，E 是附着在睫状体带的后部。附着睫状体带前和后如何判断呢？前和后是以 1mm 作为一个标准的。在裂隙灯下 1mm 大约是将近 2 个中央角膜厚度（corneal thickness，CT）。方法 2：前房角镜检查时，可以用小梁网宽度（大约 0.5mm）半定量睫状体带的宽度，如同用角膜厚度（CT）评估前房深度一样。如果虹膜根部附着点在巩膜突后 0.5mm 外止于睫状体前表面，睫状体带宽度 >1 个小梁网的宽度（0.5mm），则这样的房角隐窝比较宽；反之，虹膜根部附着点位置接近巩膜突，睫状体带宽度 <0.5mm，则睫状体带比较窄。方法 1 和方法 2 标准不同，笔者认为方法 2 更方便使用。

出生六个月以前的婴儿不会发现房角隐窝及睫状体带裸露。青年人、近视眼、深前房、宽房角及无晶状体眼，睫状体带宽而清晰可见；老年人、远视眼、浅前房、窄房角眼，睫状体带窄而难窥见。睫状体带病理性增宽可见于眼球挫伤导致的房角后退，为睫状肌的环形纤维与纵行纤维分离（图 1-3-8，参见第三章第三节房角后退），睫状体带病理性变窄或消失可见于闭角型青光眼。

房水外流除了经典的小梁网途径以外，还可以通过葡萄膜巩膜通道，即通过前房角的睫状体带进入睫状肌间隙，然后进入睫状体和脉络膜上腔，最后通过巩膜胶原间隙和神经血管间隙流出。是否可见睫状体带是使用前列腺素类（prostaglandin，PG）降眼压药物的前提。有研究发现睫状体带的宽窄度和 PG 类降压药物的降压幅度无关。如果出现睫状体

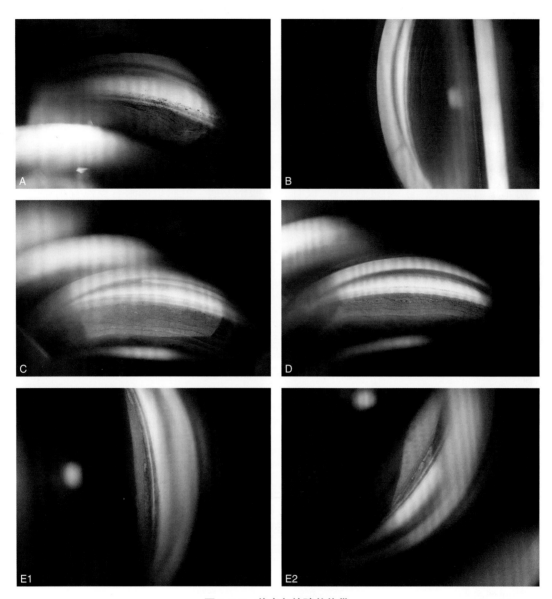

图 1-3-8　前房角的睫状体带

A、B. 正常前房角,睫状体带比较窄;C、D. 正常前房角,睫状体带比较宽;E1、E2. 房角后退,睫状体带异常增宽。

分离,房水通过睫状体上腔流入脉络膜上腔,出现低眼压。有新的术式是通过这一途径达到降低眼压的目的。

五、虹膜根部

虹膜根部(root of iris)是前房角的后壁,附着于睫状体的前表面(图 1-3-3)。虹膜最周边的虹膜隐窝,是激光周边虹膜切开术最易成功穿透的位置。虹膜隐窝能够吸收少量房水,参与房水循环。虹膜根部是虹膜组织最薄的部分,眼球挫伤时常易发生虹膜根

部离断。虹膜睫状体炎和闭角型青光眼也多由此发生虹膜根部前粘连(peripheral anterior synechia, PAS)。

周边虹膜形态和青光眼发病机制密切相关,前房角镜检查时除了关注前房角结构的可视性以外,还要关注和记录周边虹膜形态:膨隆、平坦、后凹或高褶虹膜。

六、梳状韧带

梳状韧带(ligameata pectinatum iridis)也称为虹膜突(iris processes; the process of iris root),为中

胚层残留组织,属正常变异(图 1-3-9)。表现为从虹膜根部发出的细丝状突起的支架,其长短、形状、多少不一,颜色与虹膜相同,呈棕黄色,在正常人眼中并不少见,数目稀少时不影响眼的生理功能。短的梳状韧带仅达睫状体带,长的可越过睫状体带、巩膜突,覆盖于小梁网表面。当茂密的梳状韧带遮盖大部分小梁网组织时,可影响正常的房水外流,在先天性青光眼及青少年型青光眼患者眼中常可发现房角的此种改变,为房角的中胚层组织残留(图 1-3-5 C~H、图 1-3-10、图 1-3-11)。

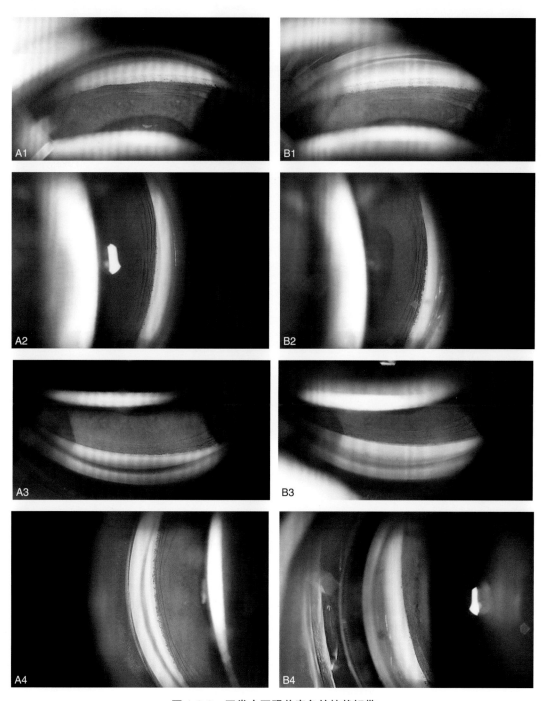

图 1-3-9　正常人双眼前房角的梳状韧带

A1~A4 为右眼;B1~B4 为左眼;双眼全周可见梳状韧带,都是鼻侧梳状韧带较浓密(A4,B2),其余象限梳状韧带较少,细小而稀疏;梳状韧带向前附着于巩膜突或小梁网。

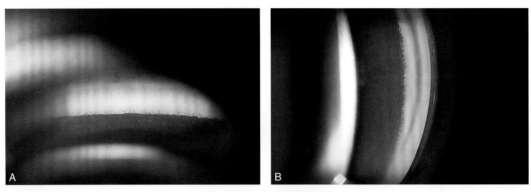

图 1-3-10   前房角的梳状韧带
A. 梳状韧带细小而稀疏,附着在后部小梁网上;B. 梳状韧带较多,附着在小梁网上。

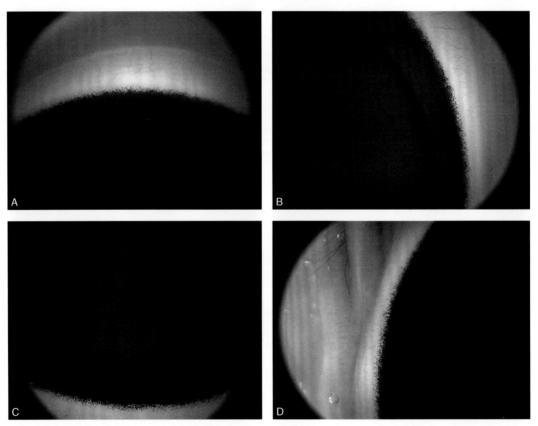

图 1-3-11   一例先天性青光眼患者的 RetCam 前房角照片
A~D. 全周均可见大量致密梳状韧带,向前附着于小梁网和 Schwalbe 线,遮挡正常前房角结构。

梳状韧带不同于周边虹膜前粘连(PAS),二者相同之处是都起于虹膜根部,但梳状韧带可以越过房角隐窝,止于前房角前壁的任何部位,像索道架在上面,下面是房角隐窝。图 1-3-5 中 UBM 检查显示尽管有大量梳状韧带,房角隐窝仍清晰可见。PAS 是周边虹膜与房角前壁相贴,房角隐窝消失。

掌握前房角镜检查的前提是熟练掌握前房角的解剖。理解正常前房角的解剖结构以及可能存在的生理性个体差异,对于前房角镜检查的掌握以及发现病理状态下前房角镜下的表现均尤为重要。

(张　烨　乔春艳)

参 考 文 献

1. 张莉林,阴正勤 . 眼前房角检查 . 北京:人民卫生出版社,2011.
2. 李凤鸣,谢立信 . 中华眼科学 . 3 版 . 北京:人民卫生出版社,2014.
3. 牛膺筠,石珍荣,孙为荣 . 人眼前房角的胚胎发育[J]. 中华眼科杂志,19(5):287-290.

4. ANDERSON D R. The development of the trabecular meshwork and its abnormality in primary infantile glaucoma［J］. Trans Am Ophthalmol Soc, 1981, 79：458-485.

5. HANSSON H A, JERNDAL T. Scanning electron microscopic studies on the development of the iridocorneal angle in human eyes［J］. Invest Ophthalmol, 1971, 10（4）：252-265.

6. WANG X G. Current Cataract Surgery Techniques. London：IntechOpen, 2020.

7. CHRISTOPHER A G. 2017-2018 Basic and Clinical Science Course（BCSC）Section 10：Glaucoma. San Francisco：American Academy of Ophthalmology（AAO）. 2018.

8. SCHIRMER K E. Gonioscopic assessment of blood in Schlemm's canal. Correlation with glaucoma tests. Arch Ophthalmol, 1971, 85（3）：263-267.

9. ESPINOZA G, RODRIGUEZ-UNA I, PEDRAZA-CONCHA A. A case of bilateral delayed-onset hyphema following pupil dilation after gonioscopy-assisted transluminal trabeculotomy［J］. J Curr Glaucoma Pract, 2020, 14（2）：72-75.

10. KARPECKI P M. Kanski's Clinical Ophthalmology：A systemic approach（8 edi）. Brad Bowling. Amsterdam：Elsevier, 2016.

11. 黄秀贞. 临床前房角图谱. 北京：人民卫生出版社, 2010.

12. 周文炳, 彭大伟, 叶天才, 等. 临床青光眼. 2版. 北京：人民卫生出版社, 2000.

13. 戴毅, 金晓红, 孔祥梅, 等. 美国威尔斯眼科医院临床眼科图谱和精要：青光眼. 上海：上海科学技术出版社, 2005.

14. 王海林, 卢丽, 陶军, 等. 眼科解剖学图谱. 沈阳：辽宁科学技术出版社, 2002.

15. SUN Y, JI Y. A literature review on Fuchs uveitis syndrome：An update［J］. Surv Ophthalmol, 2020, 65（2）：133-143.

16. RUMELT S. Glaucoma-Basic and Clinical Aspects. London：IntechOpen, 2013.

17. 叶子, 王大江, 李朝辉. 二氧化碳激光辅助下外层Schlemm管消融术短期安全性及有效性评价. 眼科学报, 2016, 31（4）：259-265.

18. 檀宸, 陈君毅. Schlemm管在眼压调节中的作用与机制［J］. 中国眼耳鼻喉科杂志, 2018, 18（2）：125-133.

第四节　如何选择前房角镜

随着眼科学、手术学以及材料学等多种科学的不断发展,前房角结构的观察与治疗技术也在不断进步,其中前房角镜是最基本的不能被替代的检查。本节介绍各种前房角镜,以助于大家在检查和治疗中选择恰当的前房角镜。

观察前房角和设计房角接触镜的原理主要是光学临界角度问题。通常情况下,角膜-空气分界面入射光的临界角约为46°,而来自前房角的光线从房水进入空气时,会在角膜-空气界面上发生全反射（光线折射回对侧前房）,因此光线无法到达观察者眼内（图1-4-1）。为了解决上述问题,通过在角膜上放置一个由光学玻璃或有机玻璃制成的特殊房角透镜或房角棱镜,使接触镜、接触液、角膜和房水在光学上耦合成一体,来自房角的光线能够顺利通过角膜-空气界面,到达检查者眼内,以观察前房角结构。

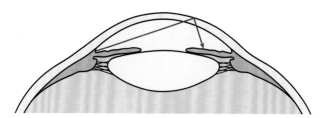

图 1-4-1　因为"全反射",来自前房角的光线无法到达观察者眼内

在前房角镜发展历史中,不断出现各种类型的前房角镜,用于不同年龄患者,进行诊断性或治疗性（包括手术或激光治疗）操作。除了本书介绍的前房角镜信息,大家还可以在 https://ocularinc.com/、https://www.nidek-intl.com/ 等网站获取更多信息和图片。总体来说,根据前房角部位的光线在接触镜-空气界面产生折射（图1-4-2A）和反射（图1-4-2B）两种光学原理,可分为直接前房角镜和间接前房角镜。直接前房角镜又称前房角透镜（gonio lens）,光线透过镜头通过折射成像,因此所见图像即为所观察的部位；间接房角镜又称前房角棱镜（gonio prism）,光线通过棱镜反射成像,因此所见图像为轴对称部位的结构（图1-4-3,详见第一章第八节）。

一、直接前房角镜（前房角透镜）

（一）传统的直接前房角镜

1. Koeppe 前房角镜　该种前房角镜由玻璃制成,为半球形,有多种尺寸,镜头直径为12~19mm,对应的放大倍率为1.70~1.57×,静态观察范围均为160°,其底部有槽,以便将镜头放置于受检者上下眼睑之间而防止脱落。该镜可检查前房角及眼后段,适用于眼球震颤和角膜不规则的患者。检查时,

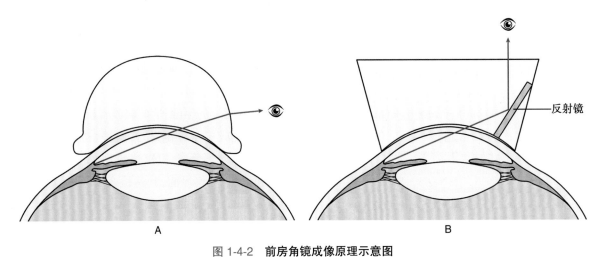

图 1-4-2　前房角镜成像原理示意图

A. 直接前房角镜通过折射原理成像;B. 间接前房角镜通过反射原理成像。

嘱患者仰卧位并施以表面麻醉,须加用显微镜等放大装置和单独的光源提供照明,检查者由侧面观察前房角结构。此外,如同时放置两面镜子,则可将双眼的前房角结构进行比较。然而,因其需独立光源及放大装置,故不利于携带,且光学质量较裂隙灯检查差。该种前房角镜目前较少使用。

2. Troncoso 前房角镜　该种前房角镜也由玻璃制成,其边缘部无槽,底部有向外延伸的边缘,以便保持在结膜囊内不致脱落。检查时无须应用裂隙灯,因此较方便,且价格便宜。检查时须在暗室中进行,嘱患者保持仰卧位,应用表面麻醉,将前房角镜放入结膜囊的同时将生理盐水滴入结膜囊以填充接触镜与角膜之间的间隙,利用直接检眼镜提供光源,并用 +20D 镜片进行观察。观察上方前房角时嘱患者向上看,同时将镜面向上方推,通常先检查下方前房角,再检查两侧的前房角,最后检查上方前房角。观察前房角结构时,必须以不同的观察角度进行仔细的观察,以免误诊。目前很少用。

3. Richardson-Shaffer 前房角镜　用于婴儿检查的小型 Koeppe 镜。

4. Layden 前房角镜　该种前房角镜的放大倍率为 1.40×,接触镜有直径为 11.5mm 和 10.5mm 两种,高度均为 9.7mm,静态观察范围均为 160°。用于早产儿检查使用。

5. Barkan 前房角镜(ocular Hoskins-Barkan goniotomy lenses, OHBG)　Barkan 前房角镜须配合照明器使用,可用于手术操作或者青光眼诊断。根据受检者年龄不同,可选择不同尺寸的镜头,如成人版镜头直径为 11.5mm,婴儿版为 10mm,早产儿版为 9mm。

6. Thorpe 前房角镜、Worst 前房角镜、Swan-Jacob 前房角镜　常用于青光眼诊断或手术,如前房角切开术。

（二）国产改良式瓶型前房角镜

1970 年,黄树春教授研制了一种瓶型前房角镜(bottle-style gonioscope),该种前房角镜的原理与 Troncoso 前房角镜相同,以生理盐水代替玻璃,是一种水前房角镜(hydrogonioscope)。其外形类似沙漏,便于手持,由玻璃制成。

因其在检查时无须使用麻醉剂、裂隙灯等设备,可直视下观察前房角结构,故具有方便、省时、准确、经济、易于患者配合、容易掌握、便于在基层眼科开展等特点。而近些年,许多种类的前房角镜层出不穷,便携、操作方便且成像更为清晰,因此现在瓶型前房角镜应用极少。

由于直接前房角镜成像质量欠佳,且需额外的光源,同时随着裂隙灯的普及,直接前房角镜逐渐退出历史舞台,目前应用均较少。

二、间接前房角镜（前房角棱镜）

间接前房角镜是通过一个或多个镜片将自前房角发出的光线进行反射,以便检查者观察到该处的前房角结构,如要观察鼻侧的前房角结构,则须将反光镜片放置于颞侧,而图像的上下方定位不变,即前房角镜图像为轴对称,而非点对称

（图 1-4-3）。单面反射的前房角镜则须将镜头转动 270° 才可观察完全周前房角，双面反射的前房角镜须转动 90°，而四面反射的前房角镜则无须转动镜头即可观察全周前房角结构。

应用间接前房角镜通常需要配合裂隙灯或手术显微镜进行使用。其中，Goldmann 等前房角镜接触表面的曲率半径和直径比角膜大，因此检查时需要使用耦合剂使镜头与角膜表面相互贴合；而 Zeiss 等前房角镜的曲率半径与角膜前表面类似，因此无需耦合剂即可进行检查；更有一类接触镜表面曲率半径小于角膜，泪膜可充满角膜与前房角镜间隙，也无需耦合剂。

应用前房角镜进行房角检查前，应使用裂隙灯 van Herick 法对前房深度进行估计。对于宽房角者，可应用任意类型的前房角镜进行结构观察（图 1-4-4A）；而对于可疑窄房角者，则应考虑过窄的房角则会存在周边虹膜遮挡前房角结构的情况，因此最好使用单面或双面前房角镜，因为该类前房角镜的高度较高，且距离中央较近，更易于观察被虹膜遮挡部位的结构（图 1-4-4B）。即前房角镜的高度越高，距离中心距离越近，越便于观察前房角周边结构（表 1-4-1）。亦可通过改变注视眼位（图 1-4-4C）或动态压陷（图 1-4-4D）检查的方法观察周边房角结构。

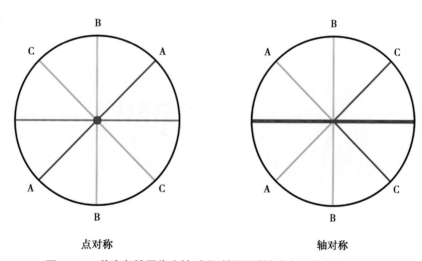

点对称　　　　　轴对称

图 1-4-3　前房角镜图像为轴对称、镜面反射（右），而非点对称（左）

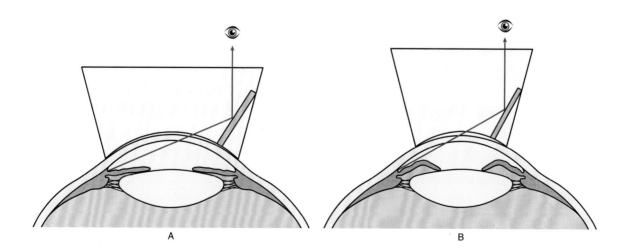

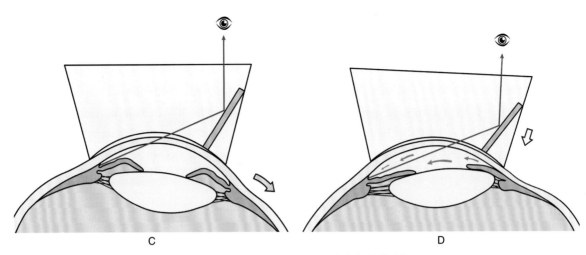

图 1-4-4 宽房角及窄房角者,前房角镜的选择

A. 宽房角者,前房角部位无虹膜遮挡;图为开角时,不管距中心的距离和高度为多少,利用反光镜可以看到任何物体,因为没有任何干扰;B. 窄房角者,前房角部位存在虹膜遮挡,影响观察;因此,应选择镜子较高且距离中心较近的前房角镜,以更好观察窄房角及其周边的组织结构;C. 对于窄房角者如虹膜膨隆者,可通过改变注视眼位,即向镜面所在的方向转动眼球,以观察被虹膜遮挡的前房角结构;D. 对于窄房角者,亦可通过动态压陷检查,即向前房角镜镜面方向施加压力,压迫房水进入对侧前房角,使对侧前房角增宽或开放,以便更好地窥见前房角深处。

表 1-4-1 常见间接前房角镜的特征

前房角镜	接触角膜 直径 /mm	曲率 半径 /mm	反射镜倾斜 角度 /°	距中心 距离 /mm	镜子 高度 /mm
Goldmann 单面镜	12	7.4	62	3	12
Goldmann 三面镜	12	7.4	59/73/67	7	12
Zeiss 四面镜	9	7.72	64	5	12
Thorpe 四面镜	18	8.15	62	5	32
Sussman 四面镜	9	–	64	–	24.5

（一）Goldmann 单面反射前房角镜

该前房角镜为圆形诊断性房角棱镜,反射镜倾斜 62°,高 12mm,接触镜凹面直径为 11~12mm,后曲率半径为 7.4mm(图 1-4-5)。检查时须应用耦合剂。反射镜可用于观察前房角结构,中央部分可用来检查 30° 以内的视网膜及玻璃体。

（二）Goldmann 两面反射前房角镜

该前房角镜较 Goldmann 单面反射前房角镜多一面反射镜片(图 1-4-6),因此可同时观察两侧前房角,同时中央部分亦可用来检查 30° 以内的视网膜及玻璃体。检查时须应用耦合剂。

（三）Goldmann 三面反射前房角镜

该前房角镜包含中央镜面和三面反射镜片:中央部 I 号镜可用于观察视网膜及玻璃体;横长方形倾斜 73° 的 II 号反射镜,可用于检查中周部,即后极部到赤道部的视网膜结构;近似方形倾斜 67° 的 III 号反射镜,可用于观察赤道部至周边视网膜;半圆形倾斜 59° 的 IV 号舌形反射镜,可用于观察前房角及锯齿缘结构(图 1-4-7)。

除中央部的镜面为正像,其余均为倒像,但并不是全倒像,是轴对称,镜面反射(图 1-4-3、图 1-4-7、图 1-8-3,详见第一章第八节)。与镜面成放射方向的物像是颠倒的,镜面两侧方向的物像不交叉。如观察上方和下方眼底时,上下物像颠倒,但左右不交叉(即上下颠倒,左右不颠倒);当观察鼻侧或颞侧眼底时,左右颠倒而上下不交叉。检查时须应用耦合剂。

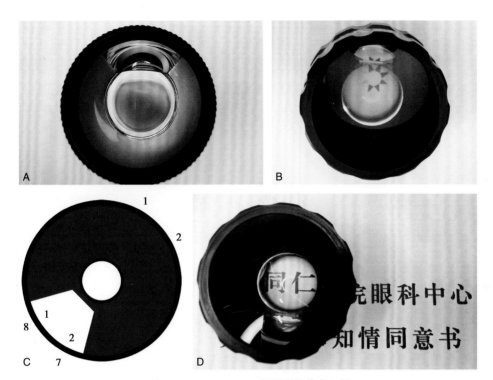

图 1-4-5　Goldmann 单面反射前房角镜

A. 外观像；B. 反射成像，为镜面反射原理；C. 7：00 位至 8：00 位所见前房角像实为 1：00
位至 2：00 位的前房角结构；D. 放大成像效果。

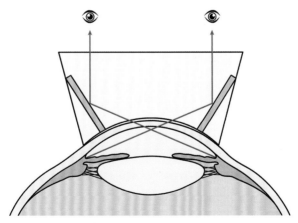

图 1-4-6　Goldmann 两面反射前房角镜原理图

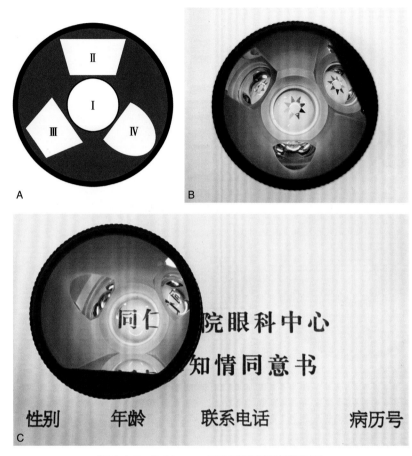

图 1-4-7　Goldmann 三面反射前房角镜外观

A. 示意图；B. 外观像，共由 4 个镜片组成，不同镜片用于观察眼球的不同部位；
C. 放大成像效果，中央镜面成像是正像。

（四）Goldmann 四面反射前房角镜

有手持式（图 1-4-8）和手柄式（图 1-4-9）两款。其中手柄式为四片式高放大倍率房角镜（4 mirror high mag gonio lens），能够实现 1.5 倍的图像放大。该前房角镜的四组镜片均倾斜 64°，只须稍加旋转，就可对房角结构进行 360° 的全面观察，且"nf"（无凸缘 / 无液体）设计，可在无耦合剂的情况下使用。

（五）Goldmann 六面反射前房角镜

同样有手持式（图 1-4-10）和手柄式（图 1-4-11）两款。该前房角镜由 6 个 63° 紧密排列的反射镜片组成，可提供真正 360° 的视图，而无须调整镜头。

检查期间，上下区域的两个镜面对齐，而其余 4 个镜面提供鼻侧和颞侧部位的连续视图。操作者可以快速扫描整个镜面，而不会产生旋转镜头可能导致的追踪一个视图终止和另一个开始的地方的混淆，同时可减少至少 25% 的检查时间。该镜头同样为"nf"（无凸缘 / 无液体）设计。

（六）改良 Goldmann 反射棱镜

该前房角镜在 Goldmann 单面前房角镜的基础上进行了改良，将后曲率半径改良为 8.4mm，因此检查时无需耦合剂。其中，表面涂有抗反射层的改良 Goldmann 前房角棱镜亦可用于激光小梁成形术。

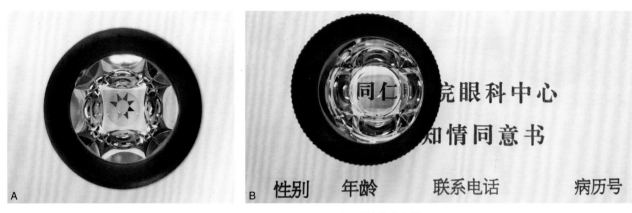

图 1-4-8　Goldmann 四面反射前房角镜
A. 反射成像，为镜面反射原理，4 个镜片可观察不同象限的前房角结构；B. 放大成像效果。

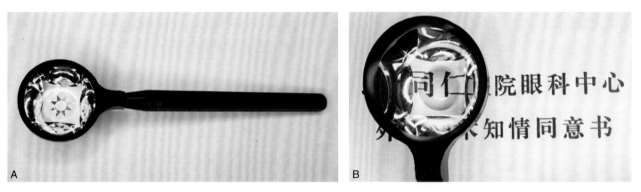

图 1-4-9　高放大倍率 Goldmann 四面反射前房角镜（手柄式）
A. 外观像；B. 放大成像效果。

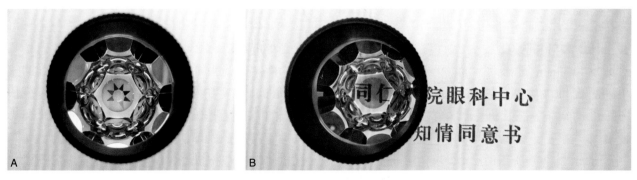

图 1-4-10　Goldmann 六面反射前房角镜
A. 共 6 个反射镜片，通过反射原理成像，检查者无须调整镜头，即可观察到 360° 的前房角结构；B. 放大成像效果。

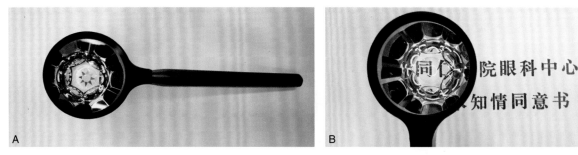

图 1-4-11   Goldmann 六面反射前房角镜（手柄式）
A. 外观像；B. 放大成像效果。

（七）Zeiss 四面反射前房角镜

该前房角镜包含四个倾斜 64° 的反射镜片，放大倍率为 1.0×，无须旋转镜头即可观察全周前房角。其凹面直径为 9mm，后曲率半径为 7.72mm，可直接与角膜接触，通过受检者自身泪液做液桥，故检查时无需耦合剂。

在压迫角膜方面，Zeiss 四面镜的作用最为显著，Goldmann 三面镜次之。如 Campbell（1979 年）的一例患者用 Koeppe 型和 Goldmann 前房角镜检查，房角闭合的范围均为 300°，而用 Zeiss 四面镜加压法检查发现 3：00 位至 6：00 位处可开放，因而系非粘连性闭合。在使用 Zeiss 四面镜的过程中不可避免地造成前房角的变形和人为的加深。但对确定前房角的闭合是贴附性或粘连性却甚有用。

（八）Posner 四面反射前房角镜

该前房角镜为 Zeiss 四面反射前房角镜的改良版，包括 1 个抛光的截棱锥和 4 个倾斜角度为 64° 的镜片。此外，镜头上镶嵌了手柄，便于持握。其放大倍率为 0.80×，接触镜直径为 9mm，镜头高度为 13mm，静态观察范围均为 80°，有多种手柄长度可供检查者选择，包括 72mm、79mm 和 93mm。可用于静态及动态前房角检查和术中操作使用。

（九）Sussman 四面反射前房角镜

该前房角镜亦为 Zeiss 四面反射前房角镜的改良版，为手持 Zeiss 前房角棱镜，包含 1 个高度截断的金字塔和 4 个倾斜角度为 64° 的镜片，其放大倍率为 0.80×，接触镜直径为 9mm，镜头高度为 24.5mm 和 28.5mm 两款，对应的镜头直径分别为 25mm 和 31.5mm，静态观察范围均为 80°。由于该

镜头接触面积较小，且可手持，因此操作方便，且非常利于动态前房角检查，同时可作为术中前房角镜进行使用。

在日常的临床工作中，最常应用的当属 Goldmann 单面反射前房角镜，须与裂隙灯配合使用。配合旋转镜头、压迫等动作，即可对受检者的全周前房角结构进行静态及动态观察。

三、术中前房角镜

常规的前房角镜检查所观察到的前房角结构为虚像，成像范围较小，且镜头较大，不利于手术中的观察、操作。因此，有公司根据手术需求不同，研制开发了适合在术中、配合显微镜使用的多种术中前房角镜。

（一）Volk Transcend Vold Gonio（TVG）

该种前房角镜的放大倍率为 1.20×，接触镜直径为 9mm，外环直径为 14mm，手柄长度为 84mm。其主要特点是配有稳定环和浮动镜头。稳定环可起到稳定和带动眼球运动的作用，方便医生术中操作。而浮动镜头可减少检查及操作时对角膜的压力，角膜及前房在操作过程中基本不发生形变，保护角膜的同时也使得成像更为清晰。此外，TVG 镜头采用直接成像原理，因此所观察到的图像为正像，这也使得操作和图像观察更简单、快捷、易于掌握，可用于术中进行房角分离或进行青光眼微创手术（minimally invasive glaucoma surgery，MIGS）。

（二）Surgical Gonio（SG）

该种前房角镜的放大倍率为 1.20×，接触镜直径为 9mm，外环直径为 10mm，手柄长度为 75mm。其参数与 TVG 类似，也用于术中前房角的检查及手

术操作,但更适用于巩膜上无空间放置稳定环或睑裂较小的患者。此外,还可通过移动手柄的角度,以方便观察不同部位的前房角结构。

在使用 TVG 和 SG 术中操作时,术者坐于患者

颞侧,转动患者头位与显微镜分别呈 35°,而后调整焦距至可清晰观察到虹膜结构,角膜上均匀涂抹黏弹剂,放置前房角镜,一手持前房角镜而另一手持手术器械进行操作(图 1-4-12)。

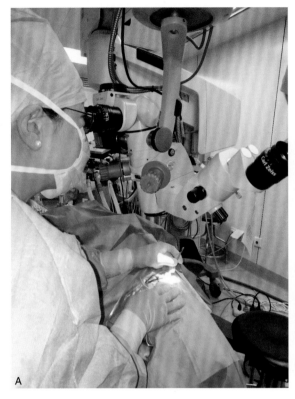
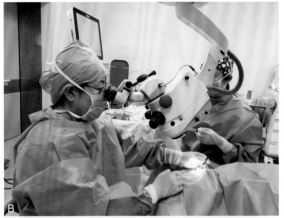
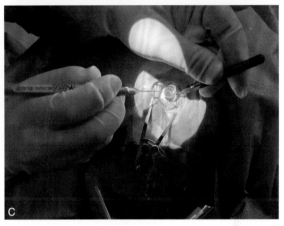

图 1-4-12　使用术中前房角镜时,调整患者头位及显微镜角度

A. 术者坐在患者颞侧行 GATT(gonioscopy-assisted transluminal trabeculotomy,前房角镜辅助下的内路 360° 小梁切开术)手术,需要调整手术显微镜角度和患者头位;B. 术者坐在患者头侧应用 KDB(Kahook dual blade)刀行内路小梁网切开术,也需要调整显微镜角度,患者辅以低头姿势;C. 术中前房角镜的使用。

(三)Ocular Hill Surgical Gonioprism(OHSG)

该种前房角镜为玻璃材质,采用折射原理,放大倍率为 1.20×,接触镜直径为 9mm,手柄长度为 77.5mm,静态观察范围为 90°,易于前房角切开操作及前房角结构的观察。具有左手持握(OHSG-LH)及右手持握(OHSG-RH)两种类型。须配合耦合剂使用。

(四)Ocular Hill Open Access Surgical Gonio(OHSOG)

该种前房角镜是 OHSG 的改进版,亦为折射原理,放大倍率为 1.20×,接触镜直径为 9mm,镜头接触面积为 54mm²,手柄长度为 78mm,静态观察

范围为 90°,为更大的手术切口提供更大的操作空间。同样具有左手持握(OHSOG-LH)及右手持握(OHSOG-RH)两种类型。须配合耦合剂使用。

(五)Ocular Ahmed 1.5× Surgical Gonio(OASG)

包括手持款及带手柄款(手柄长度为 72mm),为反射原理,放大倍率为 1.50×,接触直径为 9.90mm。术中操作时无须调整患者头位及显微镜角度即可观察到清晰的前房及前房角结构。可用于术中房角分离、脉络膜上腔或 Schlemm 管置管等操作。

(六)Ocular Khaw Surgical Gonioprism(OKSG)

该款镜头的放大倍率为 1.40×,接触镜直径为 11.5mm,手柄长度为 88.5mm。在手术操作过程中,

固定在镜头后部的固定环有助于稳定眼球。须配合耦合剂使用。

（七）Ocular SecureFlex Surgical Gonio（OSIG）

该镜头的放大倍率为 1.20×，接触直径为 15.5mm，镜头高度为 14.3mm，静态观察范围为 90°。为独立的无菌包装，每次使用后丢弃，避免患者间交叉感染。同时，无需手持即可自动固定于角膜表面。

（八）Ocular Swan Jacob Gonio Prism（OSJAG）

该镜头有两款，分别为 Ocular Swan Jacob Autoclavable Gonioprism（OSJAG）和 Ocular Swan Jacob A/C Gonio Prism 8mm（OSJAG8），放大倍率分别为 1.20× 和 1.50×，接触直径分别为 9.5mm 和 8.0mm，静态观察范围均为 90°，手柄长度均为 88.17mm。OSJAG 可用于成人检查，而较小直径的镜头 OSJAG8 可用于实验动物或儿童。

（九）Ocular Upright 1.3× Surgical Gonioprism（OUSG-1.3×）

该镜头有两款，分别为手持款（OUSG-1.3×）（图 1-4-13）和带手柄款（OUSG-1.3×-H），两款镜头的放大倍率均为 1.30×，接触直径为 11.2mm，高度为 10.9mm，静态观察范围为 45°，带手柄款的长度为 82mm。放大的双镜头设计，为反射原理（即间接前房角镜），通过两次反射，形成正像，将斜面的前房角图像重新定向到与白内障手术同轴的位置，利于术者 360° 观察前房角。使用时须配合耦合剂及同轴光源。

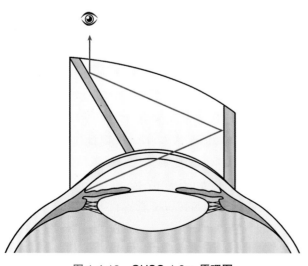

图 1-4-13　OUSG-1.3× 原理图

（十）Ocular Ritch Panoramic Surgical Gonioprism（ORPSG）

该款前房角镜为玻璃材质，放大倍率为 0.73×，接触直径为 10.8mm，静态观察范围为 160°，带手柄款的长度为 77.5mm。这款全景手术镜头设计用于成人和儿童的 180° 前房角切开术和直接前房角观察。镜头的形状利于切口的制作、器械的进出及角膜缝合。

（十一）Ocular Posner Diagnostic and Surgical Gonioprism（OPDSG）

该款前房角镜为四面镜，包括一个高度抛光的截断金字塔和四个倾斜角度为 64° 的镜片，放大倍率为 0.80×，接触直径为 9mm，高度为 13mm，静态观察范围为 80°，手柄长度为 79~93mm 不等。镜头表面镀银，并有双层专利涂层，以防止使用时涂层脱落或损坏。术中可用于静态及动态观察前房角。

（十二）Ocular Mori Upright Surgical Gonio Lens（OMUSG）

该镜头的放大倍率为 0.80×，接触直径为 11.5mm，镜头高度为 21.5mm，静态观察范围为 110°。双镜头设计，将斜面的前房角图像重新定向到与白内障手术同轴的位置，利于术者 360° 观察前房角。其重量较轻，方便手持固定。镜头具有双层镀银保护涂层，以防止使用时涂层脱落或损坏。这款前房角镜可用于前房角切开术、小梁网切开术及小梁网支架植入术。

在众多术中前房角镜中，TVG 和 SG 应用较多，可用于术中进行房角分离或进行青光眼微创手术，但在术中须调整显微镜及患者的头位。而 Ocular Upright 1.3× Surgical Gonioprism（OUSG-1.3×）具有放大的双镜头设计，通过两次反射，可将前房角结构形成正像，术者无须调整显微镜及患者的头位即可观察前房角结构。

四、治疗用前房角镜

（一）Latina SLT 激光前房角镜

Latina SLT 激光前房角镜（ocular Latina SLT gonio laser，OLSLT），该前房角镜包含 1 个倾斜 63° 的反射镜片，可提供良好的照明。其放大倍率为 1.0×，接触直径为 14.5mm 或 18.0mm，镜头高度为 24、25、

33、34mm 不等,静态观察范围为 130°,激光斑放大率为 1.0×。该镜头为选择性激光小梁成形术而设计,其激光能量传递为 1:1。

（二）Thorpe 四面反射前房角镜

该前房角镜包含四个倾斜 62° 的反射镜片,亦可无须旋转镜头即观察全周房角。其放大倍率为 0.80×,接触直径为 18mm,镜头高度为 32mm,静态观察范围为 150°,激光斑放大率为 1.25×。可用于激光治疗。

（三）Ritch 小梁激光镜

该前房角镜包含 2 个倾斜 59° 和 2 个倾斜 64° 的反射镜片,以及 1 个中轴镜片。其放大倍率为 1.40×,接触直径为 18mm,镜头高度为 23mm,静态观察范围为 80°,激光斑放大率为 0.71×。镜头表面镀有用于氩气和二极管激光器的抗反射涂层,通过调整焦距,可将焦点调整至小梁网上,用于前房激光治疗和前房角的观察。其中,59° 的镜片适合进行检查和治疗下方 180° 的前房角,64° 的镜片适合进行检查和治疗上方 180° 的前房角。

（四）Ocular Magna View Gonio（OMVG）

该前房角镜包含 1 个倾斜 62° 的反射镜片。其放大倍率为 1.30~1.50×,接触直径为 15 或 18mm 两种,镜头高度为 23.5~35.8mm 不等,激光斑放大率为 0.67~0.77× 不等。可用于前房角的观察和激光治疗,在检查小梁网结构方面提供更多的细节。此外,OMV2G 和 OMV2GF 包含 2 个镜头,无须过多旋转镜头即可观察到全周前房角结构,OMV2G、OMV2GF、OMVGL-1.50× 和 OMVGLF-1.50× 可提供更大的放大倍率。

（五）Ocular Goniometric MV200（OMVG200）

该前房角镜包含 1 个倾斜 62° 的反射镜片。其放大倍率为 1.30~1.50× 不等,接触直径为 15mm 或 18mm 两种,镜头高度为 23.5~35.8mm 不等,激光斑放大率为 0.67~0.77× 不等。可用于前房角的观察和激光治疗,在检查小梁网结构方面提供更多的细

节。部分镜子带有可供测量的条带。

（六）Ocular Single Mirror Gonio Laser（OSMG）

该前房角镜包含 1 个倾斜 62° 的反射镜片,占据约 1/3 的镜头面积。其放大倍率为 0.80×,接触直径为 15mm,镜头高度为 21mm 和 21.5mm 两种,激光斑放大率为 1.25×,静态观察范围为 170°。可用于前房角的观察和激光治疗。较小的直径更适合小睑裂的成人和儿童。

五、数字前房角镜

由于传统的直接前房角镜及间接前房角镜具有学习曲线长、不同检查者之间一致性差、难以记录、受光学影响较大等弊端,因此近年来出现了一种数字前房角镜。其可提供真实清晰的彩色静态前房角图像、快速自动扫描并拍照记录 360° 房角结构,并用于深度学习。但其也存在一定缺点,如无法观察虹膜后方结构等。检查时将耦合剂薄涂镜头,并将镜头置于角膜前方（并非接触角膜）,扫描过程大约需要 1min,即可获得 16 张包含 360° 前房角结构的图片,最终可将其拼接出完整的全周前房角图像。

随着科技的进步,以及眼科手术学、显微手术学、激光治疗学等学科的不断发展,近几十年来,从最初的直接房角镜,到我国自主研发改良的瓶型前房角镜,到 Goldmann 前房角镜、Zeiss 前房角镜,再到现在适用于青光眼微小切口手术（microinvasive glaucoma surgery）术中前房角镜以及青光眼激光治疗的治疗用镜等,多种用途、种类的前房角镜层出不穷。其中,常见的前房角镜总结可见表 1-4-2。作为临床医生,我们应根据操作用途、检查/治疗方式、所需放大倍率等,并结合患者的年龄以及配合程度进行选择,选择恰当的前房角镜,可大大提高临床工作效率,亦会获得较好的检查/治疗效果。

六、常见前房角镜总结（表 1-4-2）

表 1-4-2　常见的前房角镜

名称		放大倍率	接触直径	镜头高度	静态观察范围	手柄长度	激光斑放大倍率	用途及特点
直接前房角镜	Koeppe 前房角镜	1.7~1.57×	12~19mm		160°			需使用独立光源及放大装置，不利于携带，且光学质量较裂隙灯检查差。目前应用较少
	Troncoso 前房角镜							检查时无须应用裂隙灯，方便且价格便宜。检查须在暗室中进行，仰卧位，应用表面麻醉，利用直接检眼镜提供光源，并用 +20D 镜片进行观察。目前很少用
	Barkan 前房角镜		11.5mm（成人）10mm（婴儿）9mm（早产儿）					须配合照明器使用，可用于手术操作或青光眼诊断
	瓶型前房角镜		11~12mm					原理与 Troncoso 前房角镜相同，以生理盐水代替玻璃，是一种水前房角镜。目前很少应用
裂隙灯用前房角镜	Goldmann 单面反射前房角镜			12mm				反射镜倾斜角度为 62°，后曲率半径为 7.38mm。检查时须应用耦合剂。反射镜可用于观察前房角结构，中央部分可用来检查 30° 以内的视网膜及玻璃体
	Goldmann 两面反射前房角镜							可同时观察两侧前房角，同时中央部分亦可用来检查 30° 以内的视网膜及玻璃体。检查时须应用耦合剂
	Goldmann 三面反射前房角镜							中央部 Ⅰ 号镜可用于观察视网膜及玻璃体；横长方形倾斜 73° 的 Ⅱ 号反射镜，可用于检查中周部，即后极部到赤道部的视网膜结构；近似方形倾斜 67° 的 Ⅲ 号反射镜亦示道部至周边处视网膜；半圆形边倾斜 59° 的 Ⅳ 号弓形反射镜，可用于观察前房角及锯齿缘结构。通过中央部的镜面看到的是正像，其余三面是反射镜镜面，成像是轴对称，成像前镜面反射
	Goldmann 四面反射前房角镜							有手持式和手柄式两款。该前房角镜的四组镜片均倾斜 64°，只须稍加旋转，就可对房角结构进行 360° 的全面观察，同时能够实现 1.5 倍的图像放大。且可 "nf"（无凸缘/无液体）设计，可在无耦合剂的情况下使用
	Goldmann 六面反射前房角镜							有手持式和手柄式两款。该前房角镜由六个紧密排列的 63° 的镜片组成，可在青光眼临床检查时提供真正 360° 的视图，而无须调整镜头。该镜头同样为 "nf"（无凸缘/无液体）设计

续表

分类	名称	放大倍率	接触直径	镜头高度	静态观察范围	手柄长度	激光斑放大倍率	用途及特点
裂隙灯用前房角镜	改良 Goldmann 反射棱镜							为 Goldmann 单面前房角镜的改良版,将后曲率半径改良为 8.4mm,因此检查时无需耦合剂。其中,表面涂有抗有反射层的改良 Goldmann 前房角棱镜亦可用于激光小梁成形术
	Zeiss 四面反射前房角镜	1.0×	9mm					四个倾斜 64° 的反射镜片,后曲率半径为 7.72mm,可直接与角膜接触,通过受检者自身泪液做镜片,故检查时无需耦合剂
	Posner 四面反射前房角镜	0.80×	9mm	13mm	80°	72mm 79mm 93mm		为 Zeiss 四面反射前房角镜的改良版,包括 1 个抛光的截棱锥和 4 个倾斜角度为 64° 的镜片。可用于静态及动态前房角镜检查和术中操作使用
	Sussman 四面反射前房角镜	0.80×	9mm	24.5mm 28.5mm	80°			为 Zeiss 四面反射前房角镜的改良版,为手持 Zeiss 前房角棱镜。该镜头接触面积较小,且可手持,因此操作方便,且非常利于动态前房角检查,同时可作为术中前房角镜进行使用
术中前房角镜	Volk Transcend Vold Gonio(TVG)	1.20×	9mm			84mm		配有稳定环和浮动镜头。可用于前房角分离或术中进行青光眼微创手术。操作时须调整患者头位及显微角度
	Surgical Gonio(SG)	1.20×	9mm			75mm		用于术中前房角的检查及手术操作,适用于巩膜上无空间放置稳定环或眼睑较小的患者
	Ocular Hill Surgical Gonioprism(OHSG)	1.20×	9mm		90°	77.5mm		有左手持握(OHSG-LH)及右手持握(OHSG-RH)两款
	Ocular Ahmed 1.5× Surgical Gonio(OASG)	1.50×	9.90mm			72mm		手持款及带手柄款(手柄长度为 72mm)。术中操作时无须调整患者头位及显微镜角度即可观察到清晰的前房及前房角结构
	Ocular Khaw Surgical Gonioprism(OKSG)	1.40×	11.5mm			88.5mm		固定在镜头后部的固定环有助于稳定眼球。须配合耦合剂使用
	Ocular SecureFlex Surgical Gonio(OSIG)	1.20×	15.5mm	14.3mm	90°			为独立的无菌包装,每次使用后丢弃,避免患者间交叉感染。无需手持即可自动固定于角膜表面
	Ocular Swan Jacob Gonio Prism(OSJAG)	1.20× 1.50×	9.5mm 8.0mm		90°	88.17mm		OSJAG 可用于成人检查,而较小直径的镜头 OSJAG8(接触直径为 8.0mm)可用于实验动物或儿童
	Ocular Upright 1.3× Surgical Gonioprism(OUSG-1.3×)	1.30×	11.2mm	10.9mm	45°	82mm		放大的双镜头设计,为反射原理,将斜面的前房角图像重新定向到白内障手术时同轴的位置,利于术者 360° 观察前房。使用时须配合耦合剂及固定同轴的光源

续表

	名称	放大倍率	接触直径	镜头高度	静态观察范围	手柄长度	激光斑放大倍率	用途及特点
术中前房角镜	Ocular Ritch Panoramic Surgical Gonioprism（ORPSG）	0.73×	10.8mm		160°	77.5mm		这款全景手术镜头设计用于成人和儿童的180°前房角切开术和直接前房角观察。镜头的形状利于切口的制作，器械的进出及角膜缝合
	Ocular Posner Diagnostic and Surgical Gonioprism（OPDSG）	0.80×	9mm	13mm	80°	79~93mm		包括一个高度抛光的截断金字塔和四个倾斜角度为64°的镜片，镜头表面镀银，并使用双层专利涂层，以防止使用时涂层脱落或损坏。术中可用于静态及动态观察前房角
	Ocular Mori Upright Surgical Gonio Lens（OMUSG）	0.80×	11.5mm	21.5mm	110°			这款前房角镜可用于前房角切开术、小梁网切开术及小梁支架植入术。双镜头设计，通过两次反射，形成正像。其重量较轻，方便手持固定。镜头具有双层镀银保护涂层，以防止使用时涂层脱落或损坏
治疗用前房角镜	Ocular Latina SLT Gonio Laser（OLSLT）	1.00×	14.5mm 18.0mm	24、25、33、34mm不等	130°		1.00×	该前房角镜包含1个倾斜63°的反射镜片，可提供良好的照明。用于选择性激光小梁成形术，其激光能量传递为1：1
	Thorpe四面反射前房角镜	0.80×	18mm	32mm	150°		1.25×	该前房角镜包含四个倾斜62°的反射镜片，亦可用于激光治疗头即观察全周房角。可用于激光治疗
	Ritch 小梁激光镜	1.40×	18mm	23mm	80°		0.71×	包含2个倾斜59°和2个倾斜64°的反射镜片，以及1个中轴镜片。镜头表面镀有用于氩气和氩二极管激光器的抗反射涂层。通过调整焦距，可将焦点调整至小梁网上，用于前房激光治疗和前房角的观察。其中，59°的镜片适合进行检查和治疗下方180°的前房角，64°的镜片适合进行检查和治疗上方180°的前房角
	Ocular Magna View Gonio（OMVGL）	1.30~1.50×	15mm 18mm	23.5~35.8mm			0.67~0.77×	包含1个倾斜62°的反射镜片。OMV2G和OMV2GF包含2个镜头，无须过多旋转镜头即可观察到全周前房角结构，OMV2G、OMV2GF、OMVGL-1.5×和OMVGLF-1.5×可提供更大的放大倍率
	Ocular Goniometric MV200（OMVG200）	1.30~1.50×	15mm 18mm	23.5~35.8mm			0.67~0.77×	可用于前房角的观察和激光治疗，在检查小梁网结构方面提供更多的细节。部分镜子带有可供测量的条带
	Ocular Single Mirror Gonio Laser（OSMGA）	0.80×	15mm	21mm 21.5mm			1.25×	包含1个倾斜62°的反射镜片，占据约1/3的镜头面积。较小的直径更适合小睑裂的成人和儿童

参 考 文 献

1. 孙兴怀.美国威尔斯眼科医院临床眼科图谱和精要(青光眼).上海:上海科学技术出版社,2005:27-30、31-34.

2. 周文炳.临床青光眼.2版.北京:人民卫生出版社,2000:64-69.

3. 程耀曾.应用检眼镜观察Troncoso式前房角镜的经验.中华眼科杂志,1964,11(02):137.

4. 黄秀贞.临床前房角图谱.北京:人民卫生出版社,2010:3-6.

5. 黄树春.瓶型前房角镜.医疗器械,1981,01:58.

6. 黄树春.论瓶型前房角镜检查法(一).眼科新进展,1980,03:21-22.

7. 黄树春.论瓶型前房角镜检查法(二).眼科新进展,1980,04:16-19.

8. 黄树春.眼球铁质沉着病在瓶型前房角镜下的角膜黄色反射.中华眼科杂志,1980,03:252-254.

9. CUTOLO CA, BONZANO C, SCOTTO R, et al. Moving beyond the Slit-Lamp gonioscopy: Challenges and future opportunities. Diagnostics, 2021, 11: 2279.

（张　烁　乔春艳）

第五节　前房角镜检查的适应证、禁忌证和不足

【适应证】

前房角镜检查适应证范围较广,如果想了解前房角情况,而且没有检查禁忌证者都可以做前房角镜检查。前房角检查有助于青光眼的病因诊断及鉴别诊断,明确发病机制,青光眼的分类与分期,以及指导治疗方式的选择,随访监测病情是否进展;也是激光和手术治疗不能缺少的工具。

1. 各种类型的青光眼,包括原发性闭角型青光眼、原发性开角型青光眼、先天性青光眼、各类继发性青光眼等。

2. 前房角外伤、异物或肿瘤等。

3. 前房角的激光治疗。

4. 在前房角镜引导下的前房角手术治疗。

5. 房角分离术等抗青光眼手术中前房角的评估。

6. 青光眼手术后前房角的随访评估。

【禁忌证】

前房角镜检查是无创的接触性检查,原则上不能因为前房角镜检查而加重病情。

1. 急性活动性眼表炎症,如急性结膜炎、角膜炎等。

2. 角膜上皮损伤者,如角膜上皮缺损、大泡性角膜病变等。

3. 屈光间质混浊,影响前房角观察者,如角膜弥漫性混浊或水肿(比如急性眼压升高时)、前房积血、积脓、明显炎症反应等。

4. 眼球伤口或切口未愈合者,如新鲜的眼球开放性损伤、内眼手术切口尚未愈合时。

5. 薄壁滤过泡。

6. 低眼压。

7. 活动性眼内出血。

8. 全身情况差,精神状况差,不能配合前房角镜检查者。

【不足和缺点】

前房角镜检查是眼科医生,尤其是青光眼医生必须掌握的技能,房角镜是必备工具,前房角镜检查贯穿青光眼的诊断、治疗和随访,是必不可少的检查,但它也有缺点和不足,全面认识它,才能用好它。

1. 是主观检查,不同检查者之间可能存在结果不一致的情况,这和检查手法、临床经验、患者配合度等有关。临床研究中如果不同医生参与前房角检查应做检查结果的一致性评价,尤其是闭角型青光眼。

2. 是接触性检查,内眼手术后初期、眼表炎症、眼球开放外伤后等都不宜做此检查。前节OCT等非接触性前房角检查方法,可以弥补这个不足。

3. 是光学检查,不能观察虹膜后、后房、睫状体的情况,UBM在这方面有独特优势。

4. 需要一定的训练和实操经验,学习曲线因人而异,从开角型青光眼开始练习,最终都能熟练掌握。

5. 是定性半定量检查,相对费时费事,不能同步成像,但如果能够熟练掌握,用时也不过是几分钟。

（乔春艳　郭　倩）

第六节   前房角镜检查方法

前房角镜检查对青光眼的诊断、鉴别诊断、治疗及随访都很重要，是青光眼诊治必不可少的检查，但很多医生不愿意做前房角镜检查。笔者曾做过一个"青光眼临床诊断方式"的微信调查研究，发现医生不喜欢前房角镜检查的主要原因有：太麻烦、费时间、对自己检查技术没有信心等。前房角镜检查和裂隙灯、检眼镜等检查一样，都有一定的学习曲线，也都可以通过练习达到熟能生巧。克服对前房角镜检查的畏难情绪，需要理解前房角的解剖和临床意义，熟练掌握前房角镜检查方法，以及正确记录检查结果。学会了前房角镜检查，以上问题都会迎刃而解。

本节以坐位用裂隙灯做单面间接前房角镜检查为例，详细介绍前房角镜检查方法（图1-6-1），可以扫描二维码1-1、3-1、3-2、3-3、3-4观看前房角镜检查的视频。参见第一章第十一节"前房角镜拍摄步骤及技巧"有助于掌握和提高前房角镜检查技巧。

【准备】

（1）医患沟通：告知患者需要做的前房角镜检查是无创、接触性的检查；双眼做表面麻醉。

（2）准备好高度适当的肘托来支撑左臂，以免较长时间悬空扶镜头，左臂因疲劳而影响检查效果。

（3）调整好裂隙灯和患者座椅高度以及下颌托的位置，保证患者和医生都处于比较舒适的状态。

（4）清洁前房角镜，根据房角镜类型加或不加耦合剂。

如果是 Goldmann 前房角镜，需要加入耦合剂；如果是 Zeiss 或 Posner 前房角镜，不需要耦合剂，因为其与角膜接触面小，可在角膜上自由滑动。

耦合剂可以是生理盐水、眼药水、眼用凝胶或黏弹剂等。如果使用水剂的话，置入前房角镜时动作要快，否则液体流出，镜头和角膜之间产生气泡影响检查。

（5）适度调暗房间光线或在暗室内检查，尤其要避免较亮光线直射入眼导致瞳孔缩小。

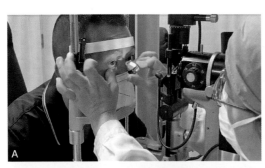
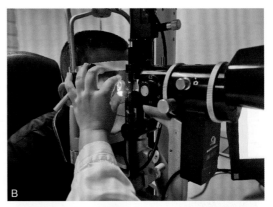
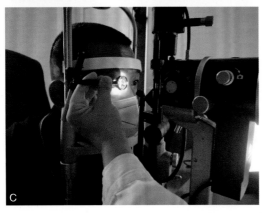
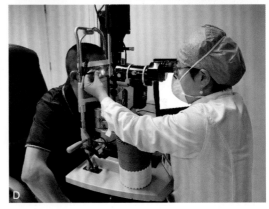

图 1-6-1   **前房角镜检查**

A. 表面麻醉后，患者向上看，扒开下眼睑，置入放耦合剂的 Goldmann 前房角镜；B. 示指和大拇指轻扶 Goldmann 前房角镜，其他手指起支撑作用；C. 手持 Zeiss 前房角镜外观图，检查时无需耦合剂；D. 手持 Zeiss 前房角镜检查全景图，调暗患者正面的灯光亮度，肘托支撑左臂。

【放镜】

将前房角镜置入结膜囊内：嘱患者双眼睁开、向上看，轻扒开下眼睑，把前房角镜下缘置入下穹窿，然后迅速划向角膜，嘱患者向前看，使之与角膜表面贴合。检查镜头与角膜之间是否有气泡，如果有气泡，可以轻压镜头排出气泡；如果有较大气泡不能通过加压排出而且影响检查的话，需要重新放置前房角镜。

扫描二维码 1-1 观看前房角镜检查视频。

【检查】

通过前房角镜观察前房角，并做分级和记录。应先静态检查后动态压陷检查（dynamic gonioscopy by indentation or compression），需要"静-动结合"，尤其是窄房角患者。

（一）静态和动态检查方法及临床意义

"静态检查"时患者保持第一眼位，向正前方看，前房角镜不倾斜，不施加任何压力，裂隙灯光束窄短且不通过瞳孔区，以减少光线对瞳孔的影响。

"动态检查"正相反，通过改变注视眼位、使用宽而明亮的裂隙光带、倾斜前房角镜、对眼球施加一定压力（"压陷"检查），来增加前房角的可视性。转动眼球的方向和施压的方向都和反射镜面方向一致，即镜面在哪侧就向哪侧转动眼位和施压。比如单面前房角镜，镜面在上方，观察的是下方前房角，动态检查时嘱咐患者向镜面方向（上方）转眼睛，向镜面方向（上方）给眼球施加压力。Goldmann 前房角镜加压时轻压前房角镜边缘，使得角膜缘受压；Zeiss 前房角镜加压时直接压陷中央角膜（图 1-4-4）。

静态检查明确自然状态下前房角的宽窄，根据是否可见后部小梁网诊断是否存在虹膜小梁网接触（iridotrabecular contact, ITC）。如果静态检查看不到后部小梁网，即有 ITC。如果动态检查时可以看到后部小梁网，说明 ITC 是贴附性/接触性（apposition）关闭；如果仍然不能看到，说明是粘连性关闭，存在周边虹膜前粘连（peripheral anterior synechiae, PAS）。动态检查技术可以加强图像清晰度、改善前房角结构可见度、通过观察动态检查时前房角的开闭来判断前房角关闭是贴附性还是粘连性、明确前房角关闭的范围及位置（具体在哪个钟点位、有几个钟点）、发现小的虹膜根部离断及睫状体离断裂隙（图 1-6-2）。

动态压陷检查需要一定的检查技巧和临床经验。动态压陷检查不能见到小梁网，可能是因为粘连性关闭，也可能是因为虹膜膨隆明显，确实难以看到房角隐窝，或是检查手法不够好没有压开。

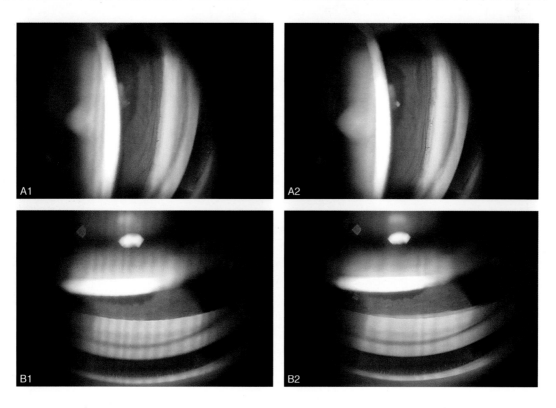

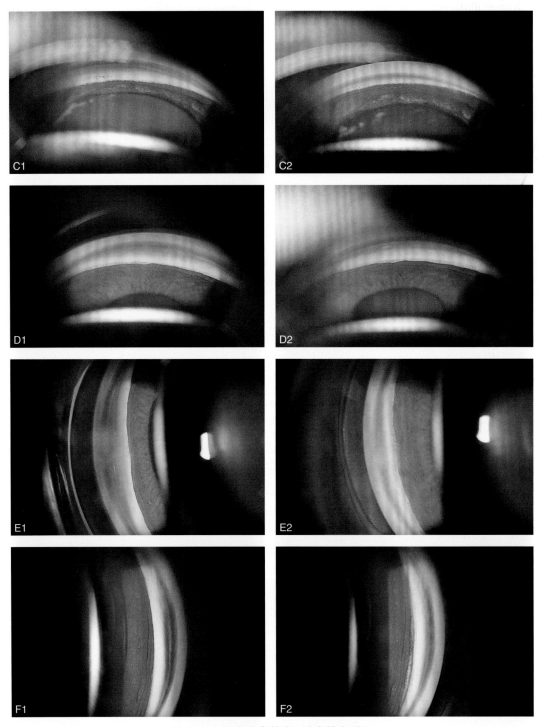

图 1-6-2 六名患者静态 - 动态检查对比

A~F 是六位患者编号；A1~F1 为静态检查；A2~F2 为动态检查；动态检查可以增加前房角的可视性；如果静态检查看不到小梁网，动态检查有好转，可以看见功能小梁网，提示是贴附性关闭；否则，如果仍不能看到功能小梁网，提示是粘连性关闭；A1. N3；A2. W，色素 0 级，细小梳状韧带，提示是贴附性关闭；B1. N4；B2. N2，色素 1 级，提示是贴附性关闭；C1. N3；C2. 左半边（6:00 位至 7:00 位）N2，色素 3 级，提示是贴附性关闭；右半边（5:00 位至 6:00 位）没有改善，仍然是 N3，提示是粘连性关闭；D1. N3~N4；D2. N3，有所加宽，但仍看不到小梁网，提示是粘连性关闭；E1. N4；E2. N3，有所加宽，但仍看不到小梁网，提示是粘连性关闭；F1. N4；F2. N1，色素 2 级；提示是贴附性关闭。

闭角型青光眼行青白联合手术选择手术方式时,术前房角关闭的范围是重要的参考指标,如果房角关闭小于180°,可以选择联合房角分离术;如果大于180°,考虑联合小梁切除术等外滤过手术。但是笔者在临床中发现,有一些术前房角镜动态压陷检查确实无法看到功能小梁网,提示前房角粘连关闭大于180°的患者,完成白内障摘除术后,使用术中前房角镜检查时发现前房角就已经开放了,有的甚至没有做房角分离术,前房角也自然开放了。这提示实际上术前认为是粘连性关闭的房角可能是贴附性关闭,或并不紧密的粘连性关闭。术前前房角镜检查可能高估前房角关闭情况。是否以房角粘连性关闭180°作为手术方式选择的临界点,还需要更多高质量临床研究的证据。

（二）检查顺序

笔者习惯镜面先置于上方,按照顺时针方向转动镜面,上-右-下-左-上,检查全周;先右眼后左眼,依次完成双眼检查。

不同医生的检查方向可能各有不同,沿顺时针或逆时针都可以,只要双眼没有遗漏地完成全周检查即可。从镜面在上方开始,此时检查的是下方前房角,正常人下方前房角最宽,且容易有色素沉积,有利于识别小梁网等各个前房角结构。

前房角镜下所见是镜面反射,是轴对称,而非点对称。镜面在下方7:00位,观察的是上方11:00位的前房角。如果看到特殊病变,可以转动镜面,把病变转到镜面的最中央,镜面最中央是点对称,便于准确定位（图1-6-3,详见本章第八节:前房角镜检查记录方法）。

在同一位置完成动态和静态检查后,再转到下一个位置,即镜面在上方,完成静态-动态检查,转到右边,完成静态-动态检查;再转到下边,以此类推。

初学者对房角镜分级和记录不熟悉,容易搞混静态和动态检查结果,可以先做全周静态检查,做记录;然后再做全周动态检查,做记录。

房角镜检查一定要双眼检查、相互对照比较,尤其是鉴别诊断继发性青光眼（图1-6-4,第三章第三节眼外伤继发性青光眼）,一般先右眼后左眼。

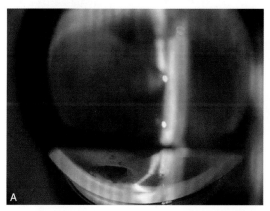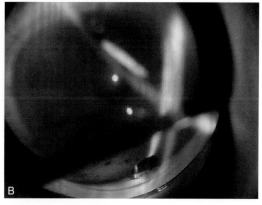

图1-6-3　检查时需要观察的病变放在前房角镜面的正中央

A. 镜面在下方,观察的是上方的前房角,镜面中7:00位的周切口,实际上是在11:00位,因为前房角镜是镜面反射;B. 如果困惑于镜面反射,为了准确定位、更好观察病变,可以转动镜面,将要观察的病变放到镜面的正中央,镜面最中央是点对称;图中镜面旋转将周切口置于镜面正中央(5:00位),实际上周切口在11:00位。

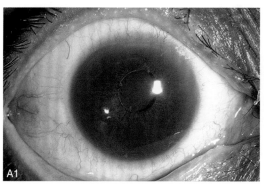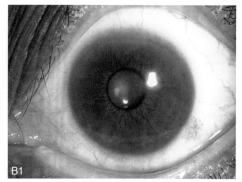

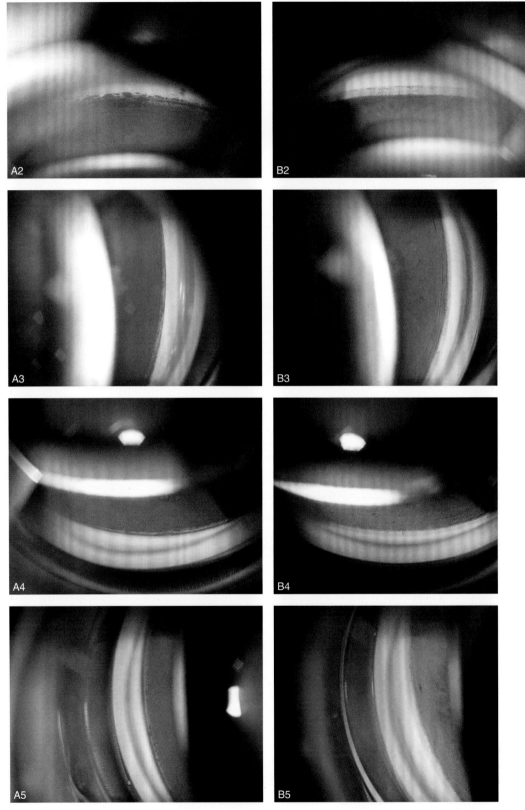

图 1-6-4   双眼前房角镜对照比较,有利于诊断和鉴别诊断

患者既往 2005 年右眼行白内障超声乳化联合人工晶状体植入术,2022 年 7 月因右眼视力突然下降,发现眼压高,诊断右眼葡萄膜炎继发性青光眼。A1~A5. 是右眼,诊断继发性青光眼;B1~B5. 是左眼,正常眼;A1. 右眼前节像,角膜清,IOL 眼,瞳孔欠圆;B1. 左眼前节像,未见异常;A2~A5. 右眼全周前房角开放,色素 3~4 级,和左眼比,明显色素增多且紊乱;B2~B5. 左眼全周前房角开放,色素下方 1 级,其余象限 0 级。

【取镜、清洁】

检查结束后取下并清洁前房角镜。嘱咐患者不要揉眼睛。

如果用抗生素眼用凝胶做耦合剂,可以不必使用抗生素滴眼液,否则须给患者滴用抗生素滴眼液预防感染。

【医患配合】

前房角镜检查是接触性检查,需要患者的良好配合。让患者配合好是医生行医的技术和艺术。有时候因为患者配合不好,镜子被挤出来,反复上镜子,会导致角膜上皮粗糙,越想看清楚越看不清楚,会影响检查结果。现在和大家分享一下笔者的经验,"快、准、稳"完成前房角镜检查。

1. 检查前做好充分沟通　前房角镜检查是无创的,但一个小镜头放在眼睛里患者还是会紧张。检查前要告知患者检查目的、为什么要做这个检查;告知会接触眼睛,但是没有伤害,因人而异可能有点不舒服,但对眼睛没有远期不良影响;检查时间不长,几分钟即可。医患沟通非常重要!很多事情提前说在前面,患者心里有数了,会更愿意主动配合。

2. 充分麻醉后再开始检查,尤其是比较紧张的患者。

3. 调整好座椅高度、下颌托位置,保证患者和医生都坐得舒服,处于舒适的状态。

4. 检查时手法轻柔　前房角镜镜头的设计弧度和角膜曲率相契合,放入前房角镜后用手指轻轻扶着镜子即可,除了动态压陷检查时稍用力,其他时间不需要把镜子紧紧压向角膜。初学者总是担心镜子掉下来,其实镜头和角膜表面贴合比较好,会产生吸附力,即使不用手扶着短时间也不会掉下来,不需要用蛮力。有时候取下前房角镜时因为有吸附力,需要翘一下前房角镜一角,解除负压吸引力后才好取下来。

5. 检查时嘱咐患者不要挤眼睛,按照医生要求固视或者转动眼球。如果患者紧张,可用言语安慰和疏导。在保证检查质量的前提下,尽可能缩短检查时间。

【检查时遇到的常见问题】

1. 初学者在做压陷检查时常出现角膜皱褶,影响前房角观察,怎么办?

这是因为用力过猛,解决办法就是减轻压陷力量,松点力即可(图1-6-5)。多练习,边检查边慢慢

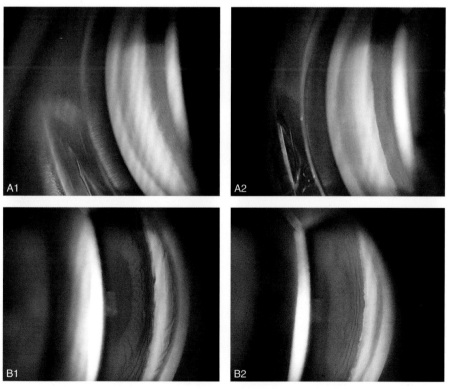

图1-6-5　**前房角镜检查时出现角膜皱褶,松一点力后皱褶消失**

A、B为两位患者编号;A1、B1. 因为用力过猛,出现角膜皱褶,影响前房角观察;A2. 松一点力后皱褶消失,前房角清晰可见,Scheie分级N2,色素0级;B2. 松一点力后皱褶消失,前房角可见,Scheie分级N2,色素不均匀、1~2级。

调整力度,使之恰到好处,做到既能通过压陷检查增加前房角可视性,又能不出现角膜皱褶。

2. 初学时前房角镜检查后角膜上皮擦伤。

角膜上皮擦伤多是因为前房角镜检查时用力方式和力度不恰当所致。前房角镜本身很轻,镜面和角膜前表面弧度相契合,好的前房角镜放置后会产生一定负压吸引效果,只须轻轻扶着即可,不需要使用很大的力气。旋转和压陷检查时注意不要在角膜表面产生很大切线力量。

一旦出现了角膜上皮擦伤,可以使用抗生素滴眼液预防感染、促进角膜上皮愈合的滴眼液。

3. 做前房角镜检查时,镜面在鼻侧或颞侧时观察前房角感到困难。

鼻、颞侧检查可视性确实不如上下方检查,但有难度不代表不能看清楚。调整好裂隙灯入射角度和亮度,是可以清晰看到前房角的;可以尝试把裂隙灯光带从常规的垂直90°变成水平的180°,让光带与前房角垂直。

4. 青光眼术后多久可以查房角?

为了避免感染,内眼手术后手术切口愈合前不建议做前房角镜检查。如果术后早期想了解房角情况,可以做非接触的前节OCT检查。

5. 角膜屈光手术后查前房角镜如何避免引起角膜瓣的损伤?

角膜屈光手术后角膜瓣没有愈合前不建议做前房角镜检查;角膜瓣愈合后正常检查前房角镜,一般不会损伤角膜瓣。静态检查时,前房角镜对眼球不施压;动态检查对眼球施压时,是垂直作用于眼球,不是切线方向,不会对角膜瓣产生影响。

(乔春艳)

参 考 文 献

1. 乔春艳,张慧,赵爱萍,等.我国青光眼临床诊断方式基于微信的问卷调查[J].眼科,2018,27(1):9-15.

2. 中华医学会眼科学分会青光眼学组,中国医师协会眼科医师分会青光眼学组.中国青光眼指南(2020年)[J].中华眼科杂志,2020,56(8):573-586.

3. PAUL J FOSTER, RALF BUHRMANN, HARRY A QUIGLEY, et al. The definition and classification of glaucoma in prevalence surveys[J]. Br J Ophthalmol 2002, 86: 238-242.

第七节　前房角分级方法

前房角镜检查使用分级法进行记录,可以促进检查者系统全面的观察和标准化描述记录前房角形态,并有利于后续随访的比较。

前房角宽度分级的基础是静态检查。根据检查中能看到的前房角部位以及房角隐窝角宽度等对前房角宽度进行分级。常用的分级标准有Scheie分级法(1957年)、Shaffer分级法(1960年)和Spaeth分级法(1971、1995、2005年)等,不常用的Becker分级法在此不做介绍。分级法中,Scheie分级法只关注前房角最深部能看到的结构,而Shaffer分级法只关注前房角宽度。Spaeth分级法是最为详尽的,其对前房角的综合评价信息量更大,更具诊断的指导意义,也是最为推荐的方法。在一项全国调查研究中,我们发现目前我国眼科医生最常用的房角检查分类方法是Scheie分类法(74.17%),其次是Shaffer分级法(10.98%),应用Spaeth分类法者仅有3.42%。此外,根据小梁网色素沉积情况,需要同时记录小梁网色素分级(0~4级)情况。

一、Scheie 分级法

1957年,Scheie提出通过检查者在前房角镜内看到的结构,对房角关闭的程度进行分级,用W(wide)表示宽,N(narrow)代表窄,用罗马数字(Ⅰ、Ⅱ、Ⅲ、Ⅳ)进行分级记录,同时记录房角的色素(表1-7-1及图1-7-1~图1-7-3)。临床上多用阿拉

表 1-7-1　Scheie 前房角分级法:基于可见的前房角结构

分级	能看到的结构	英文表示分级标准
宽角 /W	可见所有全部结构,整个睫状体带	open, all structures visible
窄Ⅰ/NⅠ/ N1	可见部分睫状体带,增强光亮度后睫状体带增宽	iris root and ciliary body visible, but recess obscured
窄Ⅱ/NⅡ/ N2	可见巩膜突/嵴,看不见睫状体	ciliary body not visible
窄Ⅲ/NⅢ/ N3	可见前部小梁网,看不见后部小梁网	posterior trabeculum obscured
窄Ⅳ/NⅣ/ N4	仅见 Schwalbe 线	only Schwalbe's line visible

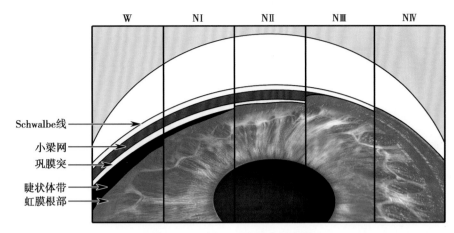

图 1-7-1　Scheie 分级法示意图

Schwalbe线
小梁网
巩膜突
睫状体带
虹膜根部

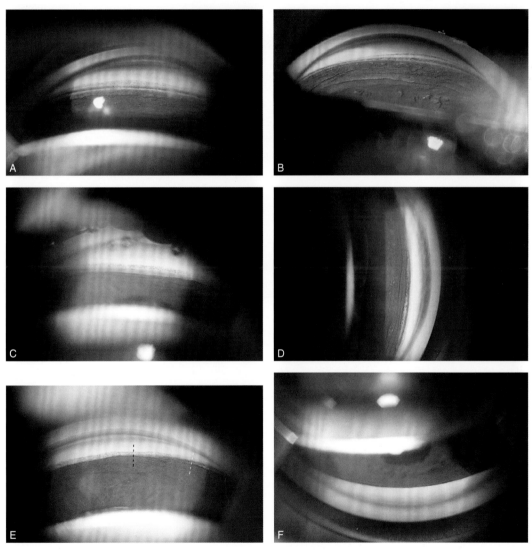

图 1-7-2　Scheie 分级法

A. 正常前房角，W，前房角结构完整清晰，色素2级；B. 镜下从左到右，睫状体带逐渐增宽，从NⅠ~W，色素2级；C、D. NⅡ，巩膜突清晰可见，未见睫状体带；C. 色素1级；D. 色素3级；E. 白色虚线右边是NⅡ，可见巩膜突和全部小梁网，色素2级；白色和黑色虚线之间虹膜根部遮挡巩膜突，可见功能小梁网（有色素沉着），是不典型NⅡ；黑色虚线左边是NⅢ，只见前部非功能小梁网；F. NⅣ，所有前房角镜结构均不可见，房角关闭。

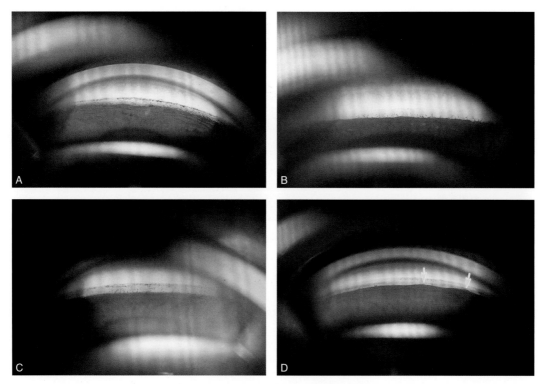

图 1-7-3　Scheie 分级法：不典型的 NⅡ

A. 不典型 NⅡ~NⅢ：前房角镜下看不到巩膜突，但可见部分后部小梁网和全部前部小梁网，后部小梁网色素比前部小梁网多，Schwalbe 线色素沉着；B、C. 不典型 NⅡ：前房角镜下看不到巩膜突，但可见部分后部小梁网和全部前部小梁网，稀疏的梳状韧带附着于后部小梁网；D. 整体是 NⅡ，有 2 个点（黄色箭头所示）虹膜根部附着于后部小梁网，为 NⅢ。

伯数字（1、2、3、4）代替罗马数字进行记录，2 种记录方法均可。在本节介绍 Scheie 分级法时，我们用罗马数字记录法，除了本节以外，我们均使用阿拉伯数字进行记录。

　　小梁网上色素分级最早也来自 1957 年的 Scheie 分级。0 级：小梁网缺乏色素颗粒。Ⅰ级：极轻微，稀疏的细小的色素颗粒分布在小梁网后部。Ⅱ级：介于Ⅰ~Ⅲ级之间，稀疏的细小的色素颗粒分布在前部和后部小梁网。Ⅲ级：可见小梁网后部呈密集的粗糙颗粒状或均质性的黑色或棕黑色色素，其前部及 Schwalbe 线上亦可见色素颗粒沉着。Ⅳ级：整个小梁网呈均质性黑色或棕褐色色素，如同被黑色黏合质覆盖着，在角膜内面、Schwalbe 线、巩膜突、睫状体带及巩膜表面均可见色素沉着（参见第二章第二节，图 2-2-1~ 图 2-2-3）。

　　为了方便记忆，笔者编了一个顺口溜"乔氏口

诀"：宽 带 嵴 网 线。联想记忆上网需要"宽带及（嵴）网线"。

　　宽：宽角 W。

　　带：可见部分睫状体带，NⅠ。

　　嵴：可见巩膜嵴（突），NⅡ。

　　网：可见前部小梁网，NⅢ。

　　线：仅见 Schwalbe 线，NⅣ。

　　临床上有时候会遇到看不到巩膜突，但是可见部分后部小梁网和全部前部小梁网，在这种情况下，Scheie 分级法没有明确应该如何分级，笔者认为这类属于不典型的 NⅡ，可以记录为：NⅡ（未见巩膜突，可见后部功能小梁网）。图 1-7-3 是比较典型的例子，如何判断前后部小梁网呢？一般情况下，后部功能小梁网的色素沉着比前部非功能小梁网多（图 1-7-3B）；如果色素比较少，可以从房角宽的部位向窄的部位过渡，根据外观表现、小梁网宽度来判断（图 1-7-3A）。

二、Shaffer 分级法

1960 年，Shaffer 提出通过周边虹膜插入小梁网的角度，进行房角宽度的分级系统（表 1-7-2 及图 1-7-4）。Shaffer 分级法关注的是房角隐窝的角度，即房角宽度，是虹膜表面与小梁网内表面两条假想切线所形成的夹角。和 Scheie 分级法不同，Shaffer 分级法的 4 级是宽角，Scheie 分级法的 NⅣ 是闭角。

表 1-7-2　Shaffer-Kanski 分级法：
基于前房角隐窝的宽度及关闭风险

房角分级	宽度（角度）	临床意义：前房角关闭风险
4 级	35° ~45°	宽角：全部房角结构均可见；房角不可能关闭
3 级	20° ~35°	
2 级	10° ~20°	窄角：小梁网结构可见；房角关闭可能性大
1 级	≤10°	极窄：Schwalbe 线及最前部的小梁网可见；房角关闭
0 级	0°	虹膜根部紧靠 Schwalbe 线和小梁网；房角关闭

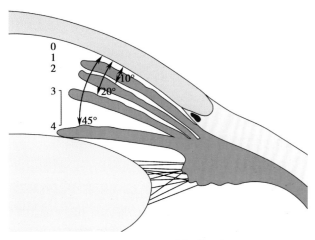

图 1-7-4　**Shaffer 分级法示意图**

另外有一个 Shaffer-Kanski 分级法，是基于 Shaffer 分级法，加上了前房角关闭的风险（表 1-7-2）。

三、Spaeth 分级法

Spaeth 分级法（Spaeth gonioscopic grading system，

SGGS）是美国 Spaeth 教授根据前房角结构的三个主要特征于 1971 年提出的一种房角分级法，包含虹膜根部附着的位置、房角的宽度、周边虹膜形态的解剖信息。SGGS 在 1995 年针对虹膜根部附着位置进行了修正，2005 年针对周边虹膜形态又进行了新的修正（表 1-7-3 和图 1-7-5）。

1. 虹膜根部附着点的位置 iris insertion　在前房角镜检查观察到的最后端的结构就是虹膜根部附着点的位置。SGGS 中，虹膜根部附着点的位置由大写字母 ABCDE 表示，代表虹膜根部从前到后不同的附着点（括号内为读者提供的联想记忆法）。

A：虹膜根部附着点在 Schwalbe 线前端（A 为前方 Anterior，Schwalbe 线前方）；

B：虹膜根部附着点在 Schwalbe 线及巩膜突之间，即小梁网上（B 为后方 Behind，指 Schwalbe 线后方；也可以把 B 记忆为 between，指 Schwalbe 线和巩膜突之间）；

C：巩膜突可见（C 针对 AB 设计，并代表巩膜突的 C 形态）；

D：虹膜根部附着点较深，睫状体前部可见（D 为深 Deep）；

E：虹膜根部附着点很深，可见睫状体后部（E 为极深，Extremely deep）（1971 年版本）。但睫状体后部与前部，很难界定，因此 D 与 E 很难判别。因

表 1-7-3　新的 Spaeth 房角分级系统

虹膜根部附着点位置	角度	周边虹膜	小梁网色素 ptm
A　Schwalbe 线前方（Anterior）	0° ~40°	f　平坦的	0　无色素
B　Schwalbe 线和巩膜突之间（Behind；Between）		b　前凸的，膨隆的	1+　极少的
C　巩膜突可见		p　高褶的	2+　轻度
D　深，前部睫状体带可见（Deep）		c　后凹的	3+　中度
E　极深，大于 1mm 的睫状体带可见（Extremely deep）			4+　致密的

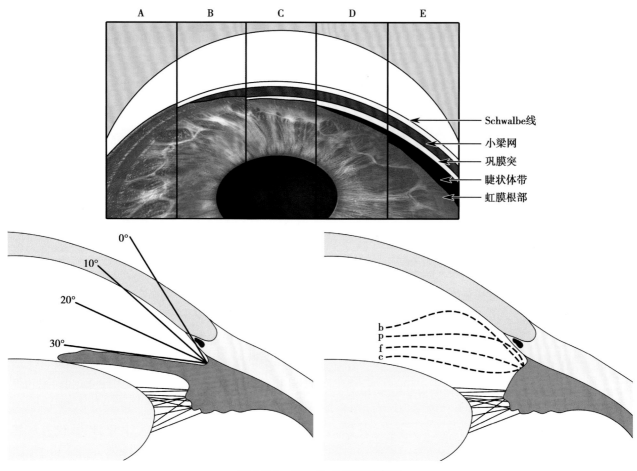

图 1-7-5　Spaeth 分级法示意图

此，1995 年经过 Spaeth 本人及其团队对虹膜根部附着点进行了更为明确的修正，E 提示为虹膜根部附着点位于 >1mm 的睫状体后。

虹膜根部附着点的位置和 Scheie 分级法前房角结构可见性相似，这里的 A 相当于 Scheie 分级法的 NⅣ，D 和 E 相当于 Scheie 分级法的 W（表 1-7-4，表 1-7-5）。

2. 前房角的宽度 iris angularity　通过两条间接的线来评估周边虹膜与前房角隐窝的角度。一条线是小梁网内表面的线，另一条线是虹膜前表面距离虹膜根部大约 1/3 的线。这两条线形成的角度为 0°~40°。这个角度在 Schwalbe 线水平进行测量。需要注意的是这个角度并不是房角隐窝本身的角度，而是虹膜进入房角隐窝的角度。

3. 虹膜形态 / 构型 iris configuration　虹膜形态是指从瞳孔边缘到虹膜根部的形态，用小写字母表示，在 SGGS 最初的版本（1971 年）中，r 表示平

坦的，regular；q 表示后凹的，queer；s 表示尖锐的，陡峭的，steep。在 2005 年新的修正版分级系统中（表 1-7-3），r 替换为 f，平坦的，flat；c 表示后凹的，concave with posterior bowing；b 表示膨隆的，前凸的，bowing anteriorly；p 表示高褶的，plateau（图 1-7-5）。新的修正版优点在于，s 即 steep 无法区分瞳孔阻滞形成的虹膜膨隆或者高褶虹膜形态。明确周边虹膜形态，能够进一步指导治疗方案的选择。例如原发性房角关闭选择激光治疗时，瞳孔阻滞引起虹膜膨隆者，可以选择激光周边虹膜切除术（LPI），而由于高褶虹膜引起的房角关闭者，则需要行激光周边虹膜成形术。

因此，在 SGGS 中，前房角的解剖数据，由一个大写字母，一个数字和一个小写字母组成。例如，前房角虹膜根部附着点在巩膜突后方，一个较为正常的角度和平坦的周边虹膜形态，用 SGGS 新系统就可以描述为 D40f。SGGS 也包括了动态压陷前房角

表 1-7-4　分别用 Scheie 和 Spaeth 分级法描述记录以下前房角镜图像

前房角镜图像	Scheie 分级法	Spaeth 分级法
	NⅣ	A30f
	NⅣ~NⅢ	A30f~B30f
	NⅣ~NⅡ 约 11：00 位 NⅣ（两条黑色虚线范围内所示）；其余是 NⅡ；色素 2 级	A30f2~C30f2
	NⅡ 未见睫状体带，可见巩膜突；色素 2 级	C40f2

续表

前房角镜图像	Scheie 分级法	Spaeth 分级法
	W 细小梳状韧带附着于小梁网和巩膜突； 色素 1 级	D40f1 睫状体带较宽
	W 前房角结构一览无余； 色素 0 级	E40f0
	W 前房角结构清晰；细小少量梳状韧带； 色素 0 级	E40f0

表 1-7-5　分别用 Scheie 和 Spaeth 分级法推测描述以下 UBM 图像

UBM 图像	用 Scheie 分级法推测描述	用 Spaeth 分级法推测描述
	推测： 静态 NⅣ； 动态 NⅠ或 W， 也可能无法窥见房角隐窝： NⅣ~NⅡ （参见图 3-2-7）	推测： （B）D10b

续表

UBM 图像	用 Scheie 分级法推测描述	用 Spaeth 分级法推测描述
	推测 静态 NIV； 动态 NIV	推测 A30f
	推测 静态 W； 动态 W	推测 C10f
	推测 静态 W； 动态 W	推测 E40c
	推测 静态 NIV； 动态 NII、NI	推测 C30p

检查的记录法,比如(A)D,是指在静态时,虹膜根部附着点为 Schwalbe 线上,而动态时可观察到睫状体带前部。

除了这三个主要解剖特征外,还需要记录小梁网的色素情况(pigmentation of posterior trabecular meshwork,ptm)。色素分级主要依据后部小梁网的色素来判断,应记录色素的数量(0~4 级)、颜色、分布的范围。Spaeth 分级方法中要求记录 12:00 位色素分级,笔者理解这可能是因为 12:00 位受其他因素影响较小。但笔者认为如果全周色素沉着情况不同,应分别记录,特殊异常情况,应特殊标注。

周边虹膜前粘连(peripheral anterior synechiae,PAS)的情况是根据虹膜根部附着点的位置进行描述的,比如 A 提示 PAS 至 Schwalbe 线水平,B 提示 PAS 前端在小梁网水平。

一个完整的 SGGS 分级记录可以表示为:(B)D30p 1+ptm,意思是静态下虹膜根部附着在小梁网上,但动态下在睫状体带前部,前房角开放;小梁网面和虹膜面形成的前房角夹角是 30°,虹膜构型是高褶虹膜,1 级色素。

(乔春艳　张　慧)

参 考 文 献

1. HE M, FOSTER P J, GE J, et al. Gonioscopy in adult Chinese: The Liwan eye study[J]. Invest Ophthamol Vis Sci, 2006, 47(11): 4772-4779.

2. SCHEIE H G. Width and pigmentation of the angle of the anterior chamber: A system of grading by gonioscopy[J]. Arch Ophthalmol, 1957, 58(4): 510-512.

3. SHAFFER R N. Primary glaucomas. Gonioscopy, ophthalmoscopy, and perimetry[J]. Trans Am Acad Ophthalmol Otolaryngol, 1960, 64: 112-127.

4. SPAETH G L. The normal development of the human anterior chamber angle: A new system of descriptive grading[J]. Trans Ophthalmol Soc UK, 1971, 91: 709-739.

5. SPAETH G L, ARUAJO S, AZUARA A. Comparison of the configuration of the human anterior chamber angle, as determined by the Spaeth gonioscopic grading system and ultrasound biomicroscopy[J]. Trans Am Ophthalmol Soc, 1995, 93: 337-347.

6. 乔春艳,张慧,王宁利,等.我国青光眼临床诊断方式的问卷调查[J].眼科,2018,27(1):39-45.

第八节　前房角镜检查的记录方法

好的检查需要好的记录来体现,准确恰当的记录很重要,记录体现我们的发现,并用于长期随访的比较。结果记录常图文结合(画图 + 文字描述),可选择不同分级方法来记录,记录内容通常包括:①虹膜根部附着点位置;②虹膜小梁网接触的部位和范围;③虹膜周边部的形态(凸、平或凹、高褶虹膜);④小梁网色素沉着程度;⑤房角宽度(角膜内皮面和虹膜前表面之间的夹角);⑥其他异常表现。

前房角检查需要动静结合,记录时也需要分别记录静态与动态的情况。

记录时按时钟方位对前房角全周进行文字和画图描述,最后标明关闭(开放)几个钟点;同时应记录检查时的眼压及用药情况。如果瞳孔被散大或缩小,需要特殊记录。

初学者需要注意,前房角镜成像是镜面反射,是轴对称而非点对称(图 1-4-3、图 1-8-1~ 图 1-8-5)。比如前房角镜下 7:00 位有特殊病变,实际上这个病变位于 11:00 位,而不是 1:00 位(图 1-6-3、图 1-8-5)。

临床上前房角绘图记录主要有两种方法:叉叉图和圈圈图(图 1-8-6~ 图 1-8-11),笔者更推荐圈圈图。圈圈图形象地记录了虹膜根部附着点的位置,虹膜根部在哪里就画在哪里,不用考虑分级方法;等画出来后再用分级法进行描述;即使没有文字描述,只看圈圈图,关闭钟点数也是一目了然的。笔者认为圈圈图比叉叉图更直观和全面。图 1-8-7 是笔者实际临床工作中使用的前房角检查记录单,使用的就是圈圈图记录法。

下面给出 4 个病例的前房角镜照片(图 1-8-8~ 图 1-8-11),根据照片图像,请大家用上述两种方法进行记录,然后扫描二维码(二维码 1-2~1-5),对照正确答案。

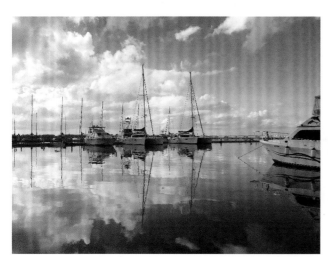
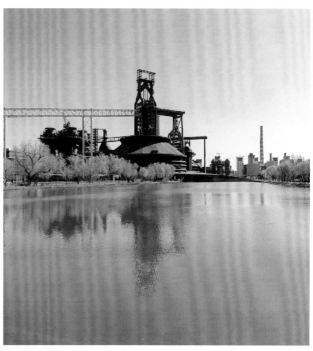

图 1-8-1　镜面反射为轴对称,而非点对称

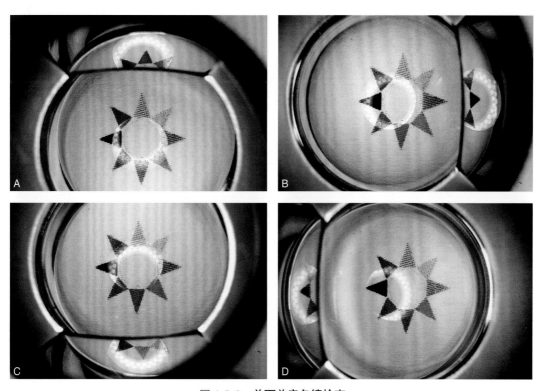

图 1-8-2　单面前房角镜检查

A~D. 镜面转到不同方位,成像是镜面反射、轴对称;A. 检查的是下方房角;B. 检查的是左边房角;C. 检查的是上方房角;D. 检查的是右边房角。

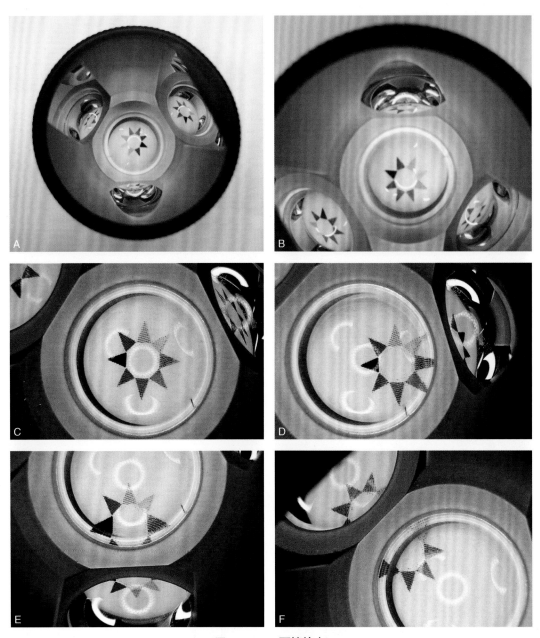

图 1-8-3　三面镜检查

A、B. 三面镜整体观,中央镜面成像是正像,周边三个镜面成像都是镜面反射;舌面镜用于观察前房角;
C~F. 周边的镜面在不同方位,成像都是镜面反射、轴对称。

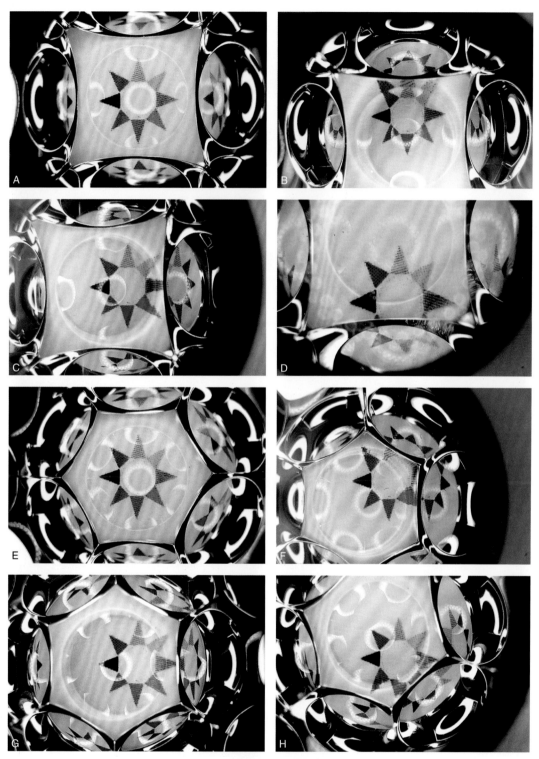

图 1-8-4　四面和六面前房角镜检查

A~D. 四面前房角镜,镜面在不同方位,成像是镜面反射、轴对称;E~H. 六面前房角镜,镜面在不同方位,成像是镜面反射、轴对称。

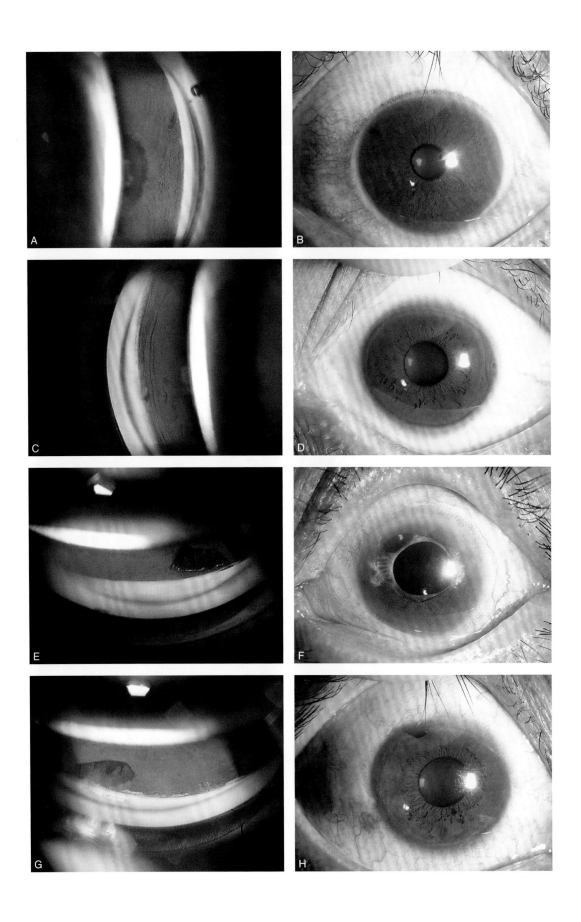

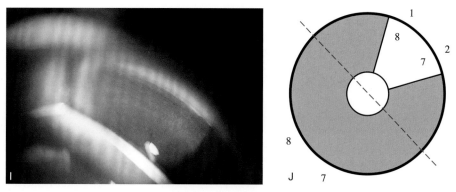

图 1-8-5　前房角镜检查是镜面反射、轴对称

A. 镜面在右边,检查的是左边前房角,镜下 2:00 位 LPI 孔,对应的是 10:00 方位;B. 图 A 患者前节像,10:00 位可见 LPI 孔;C. 镜面在左边,检查的是右边前房角,镜下 9:00 位 LPI 孔,对应的是 3:00 方位;D. 图 C 患者前节像,3:00 位可见 LPI 孔;E. 镜面在下方,检查的是上方前房角,镜下 5:00 位虹膜周切口,对应的是 1:00 位;F. 图 E 患者前节像,1:00 位可见虹膜周切口;G. 镜面在下方,检查的是上方前房角,镜下 7:00 位虹膜周切口,对应的是 11:00 位;H. 图 G 患者前节像,11:00 位可见虹膜周切口;I. 眼外伤患者,镜面在右上约 1:00 位至 2:00 位,实际检查的是左下约 8:00 位至 7:00 位房角;镜面中约 2:00 位(实际对应的是约 7:00 位)可见 PAS;镜面中 1:00 位至 2:00 位(实际对应的是约 8:00 位至 7:00 位)睫状体带异常宽,提示房角后退;J. 图 I 的轴对称示意图。

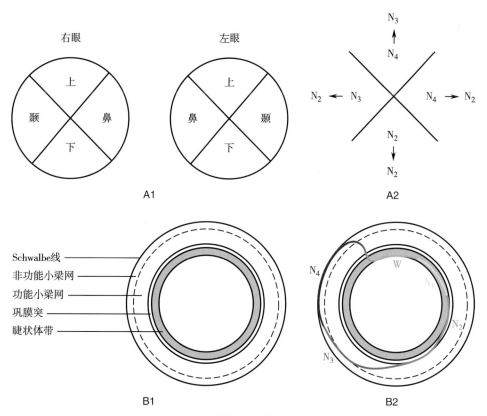

图 1-8-6　两种前房角镜绘图记录方法

A1. 叉叉图记录法;A2. 叉叉图记录法实例:黑色箭头内侧是静态检查结果,外侧是动态压陷检查结果;B1. 圈圈图记录法,每一圈代表不同的部位,圈圈图法如实记录虹膜根部附着点的位置即可,全面且直观;B2. 用圈圈图法表示 Scheie 前房角分级法。

前房角检查记录

姓名_____性别____年龄____ID_____ №001

既往治疗史:_____

_____

诊断:_____

_____

右眼:　　　　静态检查　　　　　　　　动态检查

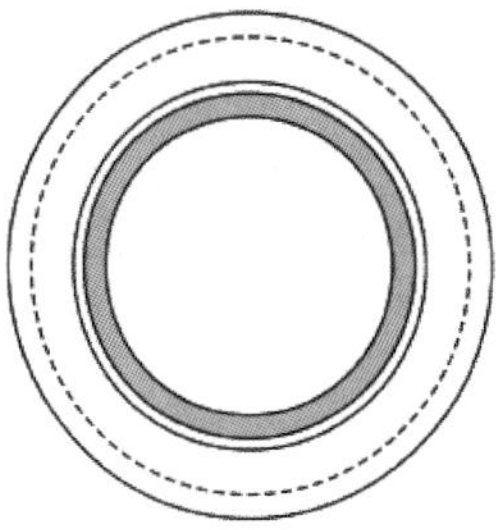

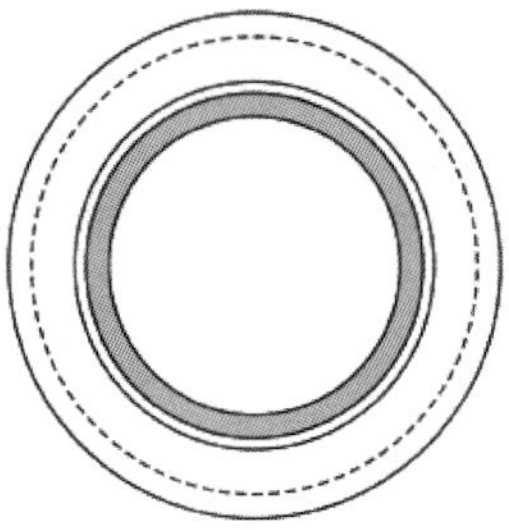

关闭_____钟点、色素_____级

左眼:　　　　静态检查　　　　　　　　动态检查

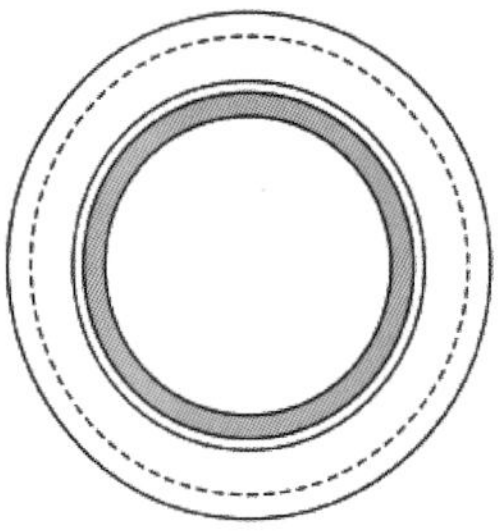

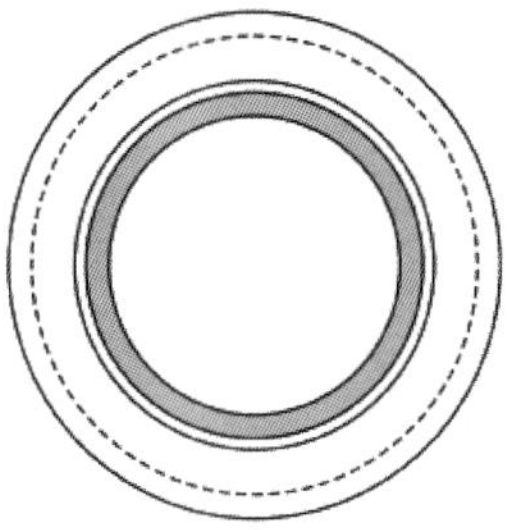

关闭_____钟点、色素_____级

检查时间:____年__月__日

检 查 者:_____

图 1-8-7　笔者实际临床工作中使用的前房角检查记录单,使用的是圈圈图记录法

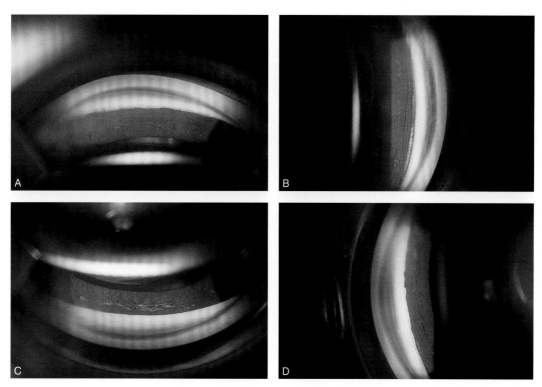

图 1-8-8　病例 1,左眼,根据前房角镜图像,用 2 种方式记录

扫描二维码 1-2 查看答案

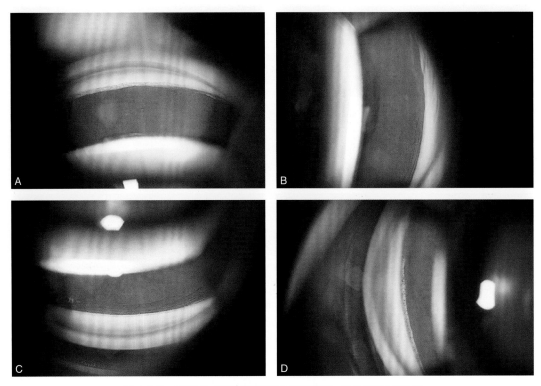

图 1-8-9 病例 2,左眼,根据前房角镜图像,用 2 种方式记录

扫描二维码 1-3 查看答案

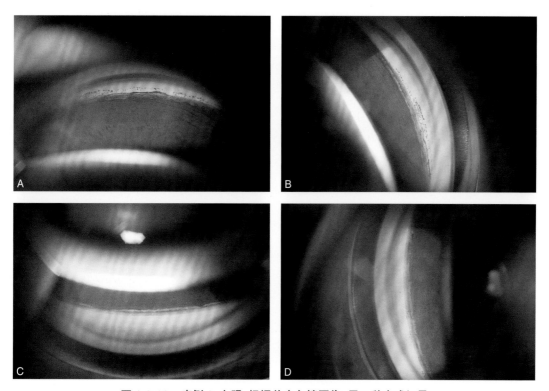

图 1-8-10 病例 3，左眼，根据前房角镜图像，用 2 种方式记录

扫描二维码 1-4 查看答案

【临床意义解读】患者左眼白内障摘除联合人工晶状体植入联合房角分离术后前房角开放，除了上方 11：00 位和 1：00 位局限 PAS，其余前房角均开放。其中下方（图 A）和鼻上（图 B）色素紊乱，Schwalbe 线上也有较多色素附着，提示既往曾有过虹膜小梁网接触，发生过房角关闭。

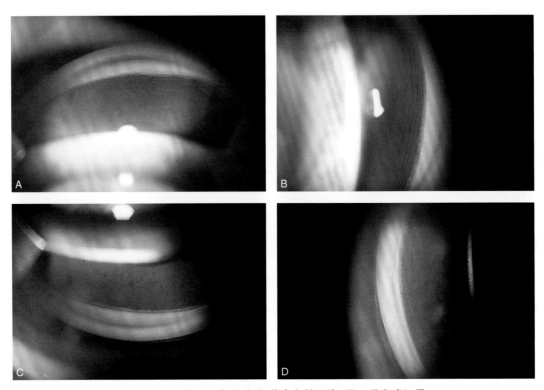

图 1-8-11　病例 4,右眼,根据前房角镜图像,用 2 种方式记录

扫描二维码 1-5 查看答案

（乔春艳）

第九节 前房角镜的其他用途

前房角镜是肉眼观察前房角结构的必备工具，除了用它看前房角，还有什么用途呢？

借助前房角镜还可以观察睫状突（瞳孔散大或虹膜缺如者）、小梁切除术的内口、周切口下人工晶状体（intraocular lens，IOL）襻或张力环（capsular tension ring，CTR）、前房角或周边虹膜异物、肿瘤、周边虹膜前粘连的实际情况等（图1-9-1~图1-9-3）。

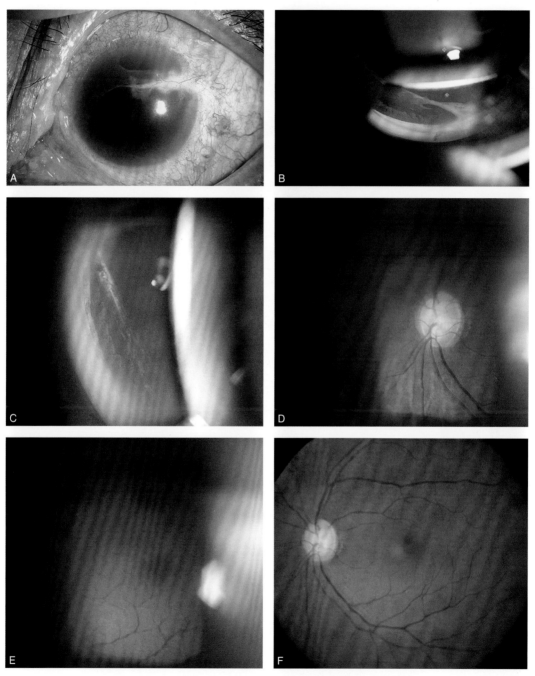

图 1-9-1 一位穿通性眼外伤患者，前房角镜可见睫状突和眼底

A. 前节像，患者角膜裂伤缝合术后角膜白斑、晶状体缺如、没有瞳孔，大部分虹膜脱失缺如，残留少许虹膜，前房机化膜；B. 上方 10:30 至 12:00 位前房角开放，W，色素 0 级，可见睫状突，虹膜缺如，和角膜伤口相连的前房机化膜；C. 约 2:00 位至 5:00 位前房角开放，W，色素 1 级，可见睫状突，未见正常虹膜结构，可见少许虹膜和机化膜组织；D. 用前房角镜的中央镜面可观察到眼底视盘及视网膜；E. 用前房角镜的中央镜面可观察到眼底黄斑及视网膜；F. 眼底照相机拍摄的眼底像，前房角镜观察到的和照相机拍摄的影像是一样的，是正像，没有倒置。

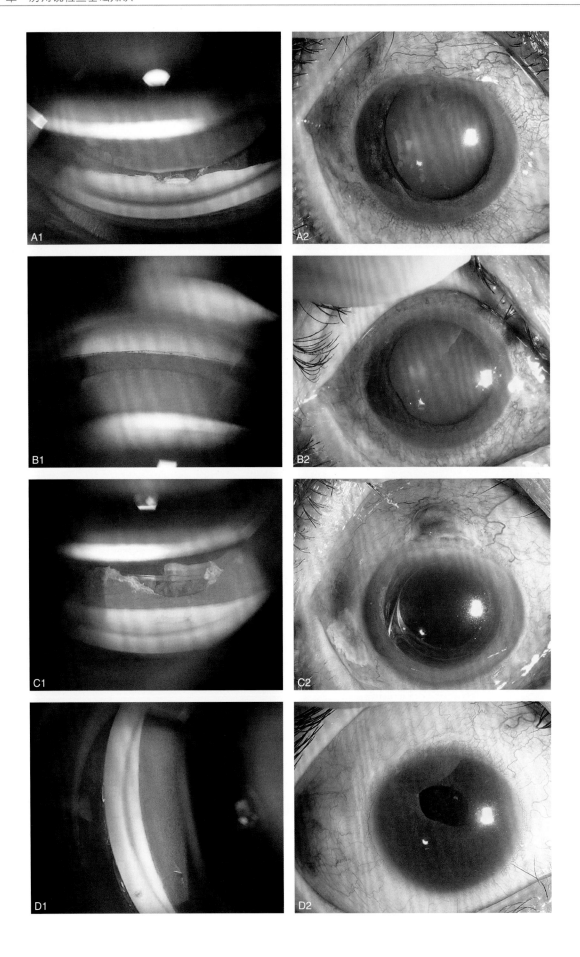

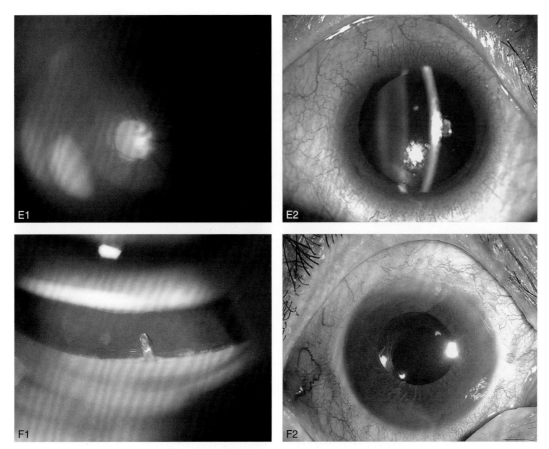

图 1-9-2 **前房角镜可见睫状突、IOL、CTR、异物和眼底**

A~F 是患者编号；A1~F1 为前房角镜像；A2~F2 为相应患者的前节像；A1. 上方前房角 NⅢ~NⅣ，透过混浊的晶状体可见睫状突、小梁切除术后内口，内口两侧周边虹膜前粘连 PAS 清晰可见，周切口窥不清；A2. 为 A1 的前节像，滤过泡平，小梁切除术后瞳孔散大不圆，轻度上移，上方周切口窥不清，虹膜基质萎缩，晶状体混浊；B1. 下方前房角大部分是 NⅢ，约 6∶30 位接近 NⅣ；透过混浊的晶状体可见睫状突；B2. 为 B1 的前节像，瞳孔散大固定，欠圆，虹膜基质萎缩、后粘连，晶状体混浊；C1. 上方前房角 NⅢ，清晰可见小梁切除术后内口、睫状突、IOL 的襻以及 CTR；C2. 为 C1 的前节像，滤过泡区色素较多，青白联合术后瞳孔散大不圆，轻度上移，上方周切口窥不清，虹膜基质萎缩，IOL 在位；D1. 前房角开放，睫状体带较宽，色素 0 级；大约 5∶00 位可见房角异物；D2. 为 D1 的前节像，瞳孔不圆、移位，IOL 在位；5∶00 位看不到异物；E1. 用前房角镜可见眼底视盘：视杯扩大，盘沿明显变窄，C/D 约 1.0；E2. 为 E1 的前节像，瞳孔散大，瞳孔缘葡萄膜外翻，比较大的瞳孔有利于用前房角镜观察眼底；F1. 上方房角可见引流钉和 IOL 襻，提示 IOL 不是囊袋内植入；引流钉位于小梁网的位置，其左侧可见点状 PAS，色素 0 级；F2. 为 F1 的前节像，右眼角膜清，上方 12∶30 位可见引流钉，瞳孔散大，IOL 在位。

IOL：intraocular lens。CTR：capsular tension ring。

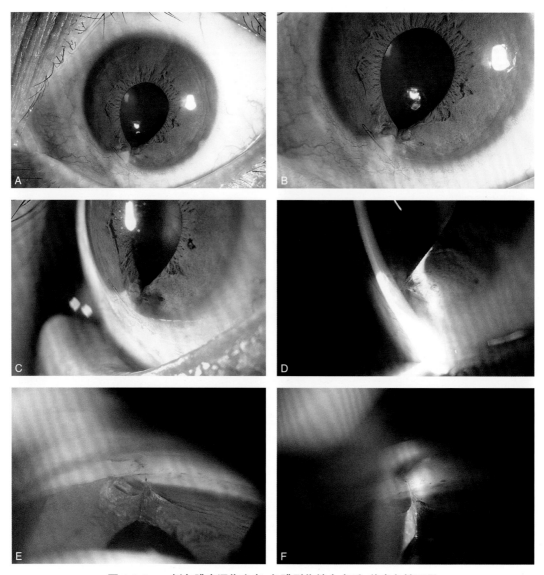

图 1-9-3 一例角膜穿通伤患者,角膜裂伤缝合术后,前房角镜可见角膜伤口有少许虹膜组织嵌顿

A~D. 裂隙灯前节像;E、F. 前房角镜像;A、B. 约 7:00 位近角膜缘,角膜穿通伤缝合术后,缝线在位,角膜局限混浊,瞳孔不圆、下移、梨形;C、D. 裂隙灯检查可见局限虹膜与角膜切口相连;E、F. 前房角镜检查清晰可见少许虹膜组织嵌顿于角膜伤口处。

前房角镜和 UBM 检查都有助于检查上述病变,但前房角镜可以提供更加直观的清晰的信息,如病变的具体位置、大小、形状、颜色、质地和周围组织的关系等。

还有一个功能笔者强烈推荐给大家,就是用前房角镜观察眼底视盘和视杯。调整裂隙灯入射光与眼球成垂直的 90°,通过前房角镜的中央镜面部分可以观察眼底视盘、黄斑及视网膜。和观察前房角不同,前房角镜观察到的前房角结构是镜面反射(详见第一章第八节),看到的眼底影像和用眼底照相机拍摄到的影像是一样的,是直接影像,没有倒置

(图 1-9-1,图 1-9-2E,图 1-11-34)。用裂隙灯和前房角镜观察眼底的优势在于所见影像是立体的正像,可以清楚地观察到视杯的凹陷、边界、深度、色泽、血管的屈膝等体征。较大的瞳孔有利于用前房角镜观察眼底。术中前房角镜也可以观察到眼底视盘(二维码 1-6)。

二维码1-6

(乔春艳)

第十节　前房角镜的清洁和消毒

一、手动清洁

直接及间接前房角镜均须与角膜相接触,因此在每次检查后均须清洁,可用至少 100ml 冷水或温水(<40℃)冲洗至少 1 分钟,以清除其表面残留的泪液、分泌物及耦合剂等固体物质。然后,应用低泡中性肥皂液(pH=7.0)轻柔地进行揉搓,以除去接触镜表面的油脂及耦合剂。最后,再次用冷水或温水(<40℃)将肥皂液冲洗干净,并用擦镜纸拭去镜头表面水滴,并放于镜盒内储存。切记不可应用丙酮、酒精或过氧化氢溶液对镜头进行擦拭或浸泡,上述试剂会损坏镜头。

二、灭菌消毒

1. 可将镜头浸于 2% 戊二醛溶液 10~20 分钟,或 1:10 次氯酸钠溶液 10 分钟,或 1:6 000 升汞溶液,之后用冷水冲洗干净,并擦干保存于镜盒内。

2. 可用环氧乙烷气体进行消毒。

三、高温高压消毒

术中前房角镜是专为手术操作而设计的,因此术中前房角镜通常可以直接进行高温高压蒸汽灭菌。具体步骤如下。

1. 手动清洁。

2. 小心地用无绒毛的擦镜纸擦拭镜头或医院级压缩空气将镜头烘干。

3. 灭菌

(1)真空灭菌:132℃ 4 分钟,烘干 20 分钟;或 134℃ 3 分钟,烘干 20 分钟。

(2)重力循环灭菌:132℃ 15 分钟,烘干 15 分钟;或 121℃ 30 分钟,烘干 15 分钟。

(3)高压灭菌:132℃ 10 分钟。

消毒过程中建议使用消毒盒收纳与消毒,避免其他器械损伤镜头。

四、感染性患者的灭菌消毒

(一)人类免疫缺陷病毒等

在人眼上皮及泪液中可分离出人类免疫缺陷病毒(human immunodeficiency virus,HIV)和其他的传染性病原体,但在眼科检查中未曾有过 HIV 传播的记录,但每次使用后对镜片进行消毒仍然非常重要。HIV 对热和各种常用消毒剂很敏感,如酒精、戊二醛、次氯酸钠、福尔马林和苯酚等,因此在 1988 年,美国眼科学会、美国国家防盲学会和接触镜学会的眼科医生联合发布了消毒指南——对于可以接触酒精的镜头,建议将眼用接触镜倒置,用酒精海绵擦拭其表面。或将接触镜倒置,在凹面接触区域填满 1:10 的次氯酸钠溶液,静置 5 分钟,用水冲洗干净并晾干。或可将镜头浸泡于 2% 的戊二醛溶液中进行消毒。

(二)冠状病毒

2019 年 12 月以来,新型冠状病毒(2019-nCov)感染疫情蔓延全球,该病已纳入《中华人民共和国传染病防治法》规定的乙类传染病范畴,并采取甲类传染病的预防、控制措施。新型冠状病毒主要通过呼吸道飞沫及接触传播,但由于其 spike 蛋白与人类血管紧张素转化酶 2(angiotensin-converting enzyme,ACE2)蛋白作用而进入人体,且 ACE2 在人结膜、角膜组织中均有表达,因此不排除其可通过眼表引起感染。

根据病毒的特性,有学者建议,对于一般患者在使用前房角镜等接触性检查器具前,应使用软肥皂清洗器具,并在流动清水下冲洗 3~5 分钟后使用。怀疑已被传染病患者使用或当地有传染病流行疫情时,应当先按上述步骤清洗器具后,再用 75% 酒精或 3% 过氧化氢棉球擦拭后方可使用。部分不可接触酒精或过氧化氢的前房角镜,则应使用 10% 次氯酸钠或 70% 异丙基醇浸泡 5 分钟后使用。无论应用何种方式进行消毒,在使用器具进行检查前,均应仔细清除消毒剂,以免损伤角膜组织。

(张　烁)

参 考 文 献

1. 周文炳.临床青光眼[M].2 版.北京:人民卫生出版社,2000:75.

2. 邵蕾,魏文斌.新型冠状病毒感染防控中眼科医务工作者的防护建议[J].国际眼科纵览,2020,44(01):1-4.

第十一节 前房角镜拍摄步骤及技巧

一、拍摄步骤

（一）患者准备

1. 拍摄前需要与患者充分沟通操作目的及大致拍摄过程,尽可能减少因接触式检查导致的紧张。

2. 滴加2次表面麻醉剂后(两次间隔5~10分钟),等待5分钟后可开始前房角镜拍摄,30分钟内完成全部拍摄,避免表面麻醉效果减弱后患者不易配合。

3. 拍摄前可根据患者既往病历绘制草图或拍摄计划,如4:00位虹膜前粘连、11:00位至1:00位房角关闭等,以便拍摄时有的放矢且略有侧重。

4. 拍摄开始前嘱患者拍摄时双目向前注视,切勿闭上未拍摄的对侧眼。

5. 拍摄前叮嘱患者额头务必贴近带状额托,避免因紧张、恐惧、不适等离开额托导致前房角镜镜头松动或进气泡(图1-11-1)。

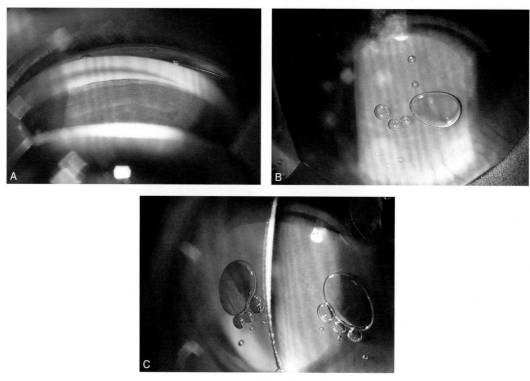

图 1-11-1 眼杯边缘进入气泡

A. 细小气泡,但尚未干扰房角区域成像;B. 患者配合不佳进入的小气泡;C. 大气泡,会干扰房角拍摄。

（二）前房角镜镜头准备

1. 前房角镜选择 推荐选择Goldmann前房角镜+眼用凝胶进行前房角镜拍摄,本节内房角实际图像所用的均为G-1型前房角镜。应用眼用凝胶利于延长清晰观察的时间,角膜与眼杯接触良好,利于拍摄。推荐选择单面前房角镜进行拍摄,其单次拍摄范围大于多面镜,不同类型前房角镜拍摄范围见图1-11-2。

2. 拍摄前保证前房角镜镜头洁净。

3. 镜头眼杯内加入约2/3容积的凝胶,凝胶过少不利于眼杯与角膜完全接触(会出现较大的气泡)(图1-11-3)。笔者推荐应用卡波姆眼用凝胶,有两点好处:①与抗生素凝胶相比,相对不黏稠,旋转镜头时患者舒适感较佳;②卡波姆眼用凝胶透光性略优于抗生素凝胶。

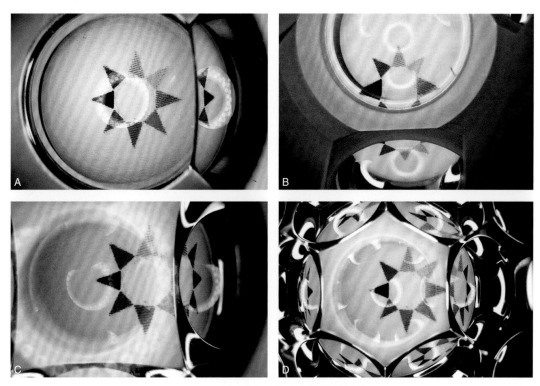

图 1-11-2 不同类型前房角镜的拍摄范围
A. 单面镜；B. 三面镜中的舌面镜；C. 四面镜；D. 六面镜。

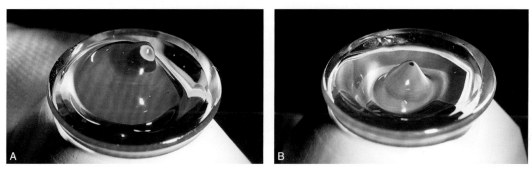

图 1-11-3 眼杯内凝胶加入量
A. 凝胶量合适，约占眼杯体积三分之二；B. 凝胶量过少。

4. 加入凝胶时避免大气泡（细小气泡通常难以避免），大气泡会散射光线，干扰成像。

（三）数码裂隙灯准备

1. 下颌托调整 因拍摄上方房角时（反光镜位于下方）裂隙灯焦点偏下，所以与常规裂隙灯照相的默认下颌托位置相比，前房角镜拍摄时需要稍向上调节下颌托（图 1-11-4）。

2. 滤光片及拍摄软件调整 虹膜及角膜侧透见的白色巩膜强烈反光会导致房角图像过曝光，因此需要应用裂隙灯的减光滤光片降低巩膜反光（图 1-11-5）。此时，为了弥补减光滤光片下亮度较低，需要通过延长快门时间、提高感光度等软件参数调整以提高图片亮度。常用前房角镜拍摄软件参数供参考（图 1-11-6）。

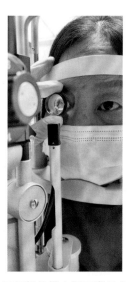

图 1-11-4 下颌托位置上调至满足上方房角拍摄

3. 光线调整

（1）光线宽度：为实现前房角镜的全反射原理，常规的前房角镜观察及拍摄均采用宽裂隙光，光线宽度值通常在 10~15（无单位）（图 1-11-7）。

过窄的光带不易拍摄范围较大的房角，过宽的光带不利于静态房角观察（因光线射入瞳孔导致瞳孔对光反射）。适当增加裂隙光带宽度利于成像（图 1-11-8）。

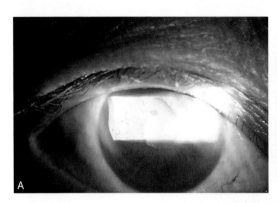
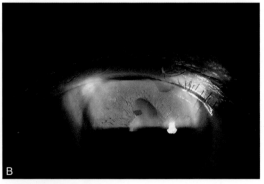

图 1-11-5　减光滤光片开启与关闭效果的比较
A. 减光滤光片未开启，虹膜反光强烈；B. 开启后，反光强度适中。

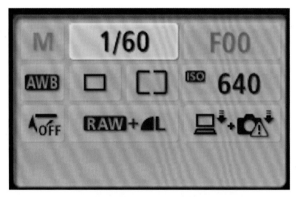

图 1-11-6　笔者拍摄前房角镜时常用的初始裂隙灯
软件参数设置，快门速度 1/60 秒，感光度 640

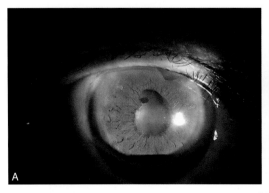
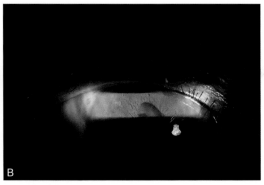

图 1-11-7　裂隙光带宽度调整
A. 宽度值 20 的裂隙灯光带；B. 宽度值 10 的水平光带。

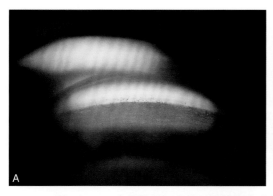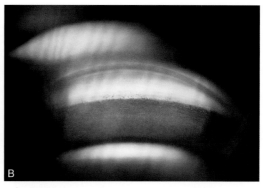

图 1-11-8　在尽量保证光带不照射瞳孔时,可适当增加裂隙光带宽度,以扩大成像范围
A. 宽度值 10;B. 宽度值 15。

（2）入射角度:矢状面角度（X轴），即最常用的入射光角度，通过旋转裂隙灯灯塔的位置而实现。上方及下方房角拍摄时的入射光角度为 10°~15°，增加角度会减少可清晰观察及拍摄的范围;鼻侧及颞侧的入射光角度为 0~5°。初学者不易观察鼻侧及颞侧房角的主要原因，与入射角度过大有关。适当增加入射光角度可提高清晰成像的范围（图 1-11-9）。角度过小，裂隙灯反光镜或灯塔立柱会造成图像遮挡（图 1-11-10），这一点在鼻侧及颞侧房角观察时最为显

著。角度过小会进一步降低房角异常结构的立体感，如虹膜前粘连、前房角肿物等。角度过大，形成全反射界面的光带变窄，成像范围缩小，不利于成像。不同入射方向也会产生不同的成像效果，拍摄时要根据房角特征不断尝试（图 1-11-11、图 1-11-12）。

横截面角度（Y轴），为裂隙灯垂直角度，通过旋转上部灯塔进行调节，一般裂隙灯角度可调节范围在 0~180° 之间，最常用的横截面角度为 90°。拍摄上方及下方房角像时需要旋转横截面角度至 0 或

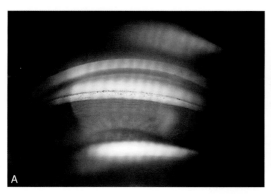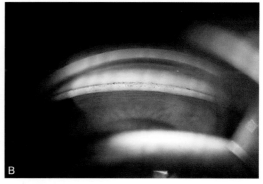

图 1-11-9　微调入射角度可提高清晰成像范围
A. 微调前;B. 微调后（增加入射角度）。

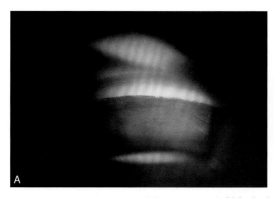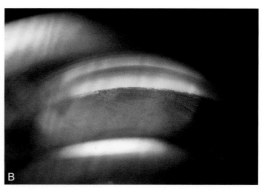

图 1-11-10　入射角度过小时反光镜对图像的遮挡
A. 入射角度过小,接近 0°,反光镜严重遮挡房角;B. 增加入射角度至 15° 左右,消除遮挡。

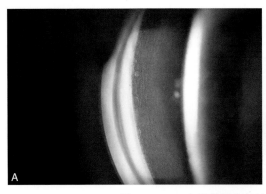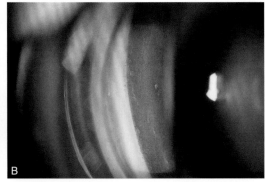

图 1-11-11   右眼鼻侧房角拍摄时不同光线入射方向的变化
A. 颞侧入射,房角反光强,Schwalbe 线欠清晰;B. 改为鼻侧入射,房角反光强,Schwalbe 线相对清晰。

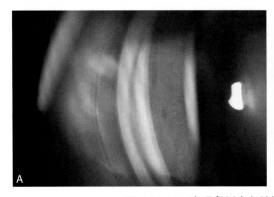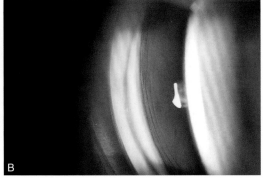

图 1-11-12   右眼鼻侧房角拍摄时不同光线入射方向的变化
A. 颞侧入射,虹膜根部皱褶不明显;B. 改为鼻侧入射,皱褶立体感增加。

180° 位置,将垂直光带转为水平光带,其目的有二:①增加房角的水平可拍摄范围;②避免垂直光带照射瞳孔引起对光反射,干扰自然的静态房角观察。

（3）背景光:常规应用宽裂隙光拍摄房角时,通常无须开启背景光,原因有二。①背景光源会产生弥散光线,降低房角图像的对比度;②对于游离背景光源,其映光点会投影于前房角镜表面而出现在拍摄图像内,干扰成像。

当应用光学切面法拍摄房角后退等前房角体征时,需要开启 5%~10% 档或相对弱的背景光以显示光学切面的具体位置。

（四）安装前房角镜及拍摄

分开下睑或上睑,嘱患者向上或向下注视,前房角镜眼杯轻贴部分角膜后,嘱患者向前注视后,即可完成前房角镜安装,安装后尽可能避免对眼球施压,且保持前房角镜垂直于眼球表面,避免偏斜（图 1-11-13）。

前房角镜的拍摄顺序通常为先静态、后动态（图 1-11-14）,笔者的习惯是先下方及上方房角、后鼻侧及颞侧房角。为突出局部点位的房角体征,需要根据实际点位旋转横截面角度（图 1-11-15）。

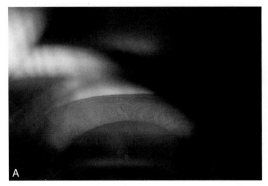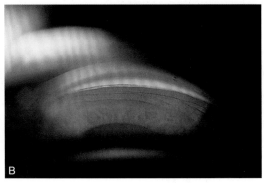

图 1-11-13   前房角镜偏斜,成像不完整
A. 前房角镜偏斜;B. 调整后。

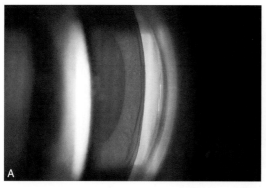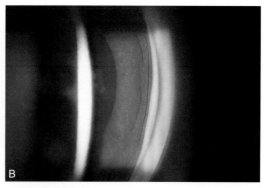

图 1-11-14　静态与动态房角拍摄

A. 静态,无压陷;B. 动态,压陷房角并配合转动眼球。

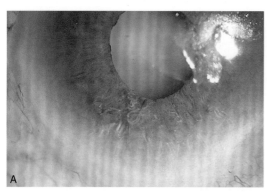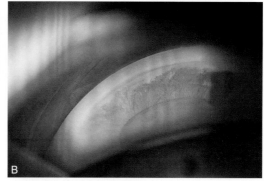

图 1-11-15　7:00 位虹膜劈裂,前房角镜光带横截面角度调整为 15°

A. 前节像;B. 7:00 位前房角镜图像。

（五）拍摄后前房角镜清洁

采用肥皂水轻柔地洗净眼杯内凝胶后,清水冲净后待镜头自然干燥。

二、拍摄技巧

（一）如何避免图像褶皱

根据笔者的观察,前房角镜图像的褶皱主要有两个原因:①患者过于紧张,眼睑挤压前房角镜后,前房角镜与角膜的接触面缺乏充足的凝胶填充（图 1-11-16）;②各种原因导致的角膜水肿,后弹力层褶皱（图 1-11-17）。

原因①的褶皱通常可通过重新增加凝胶并重新上前房角镜改善,注意嘱咐患者双眼同时睁开。值得注意的是,前房角镜图像拍摄建议尽可能每只眼的拍摄一气呵成,避免因患者配合不佳导致的重复上镜,重复上镜后上皮粗糙后降低图像清晰度（图 1-11-18）。细小的褶皱可通过改变入射光线方向降低褶皱处的镜面反射现象（图 1-11-19）。原因②导致的褶皱通常难以避免。

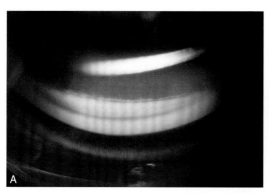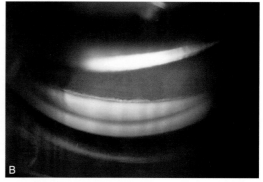

图 1-11-16　患者紧张,眼睑挤压前房角镜后出现的图像褶皱

A. 褶皱;B. 重新上镜可改善褶皱。

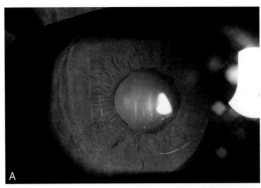
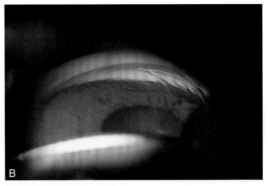

图 1-11-17　后弹力层皱褶导致房角图像中的皱褶
A. 前节像；B. 前房角镜下的皱褶。

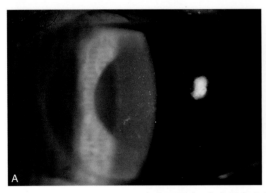
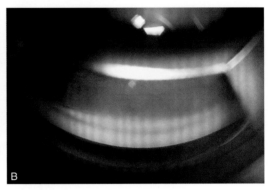

图 1-11-18　患者不配合，多次重复上镜后，角膜上皮粗糙，前房角镜图像模糊
A. 前节像，上皮粗糙；B. 下方前房角镜图像模糊。

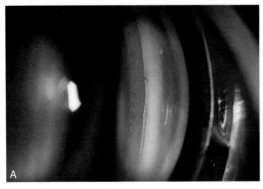
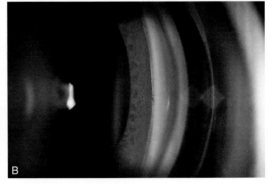

图 1-11-19　细小的皱褶可通过改变光线入射方向改善
A. 鼻侧房角，光线颞侧射入，出现细小皱褶；B. 光线改为鼻侧射入，细小皱褶不明显。

（二）如何避免气泡

气泡来源有三种：①拍摄前挤压的凝胶内的原始气泡（图 1-11-20）；②凝胶添加不足时眼杯与角膜间未充分接触产生的气泡（图 1-11-21）；③患者过于紧张，拍摄过程眼睑挤压前房角镜后眼杯边缘与角膜分离，气泡从眼杯边缘进入。

原因①导致的气泡可通过连续挤压凝胶而避免，已经出现的少量原始气泡可被挑出（图 1-11-22）。细小的、不位于房角区域的气泡通常不干扰成像，可不处理（图 1-11-23）。原因②、③中的气泡可通过重复上镜解决，少量气泡可通过挤压前房角镜而被挤出眼杯。

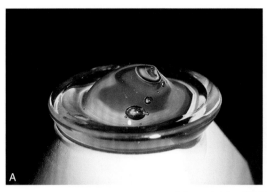
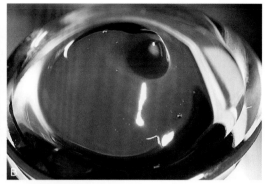

图 1-11-20　挤压凝胶时的原始气泡
A. 大气泡；B. 小气泡。

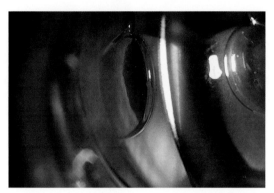

图 1-11-21　凝胶添加不足，眼杯中央大气泡

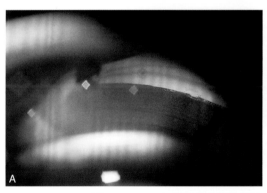
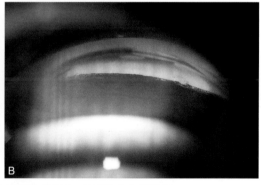

图 1-11-22　患者不配合导致气泡由眼杯边缘进入，挤压前房角镜边缘
可将气泡赶出或赶至不干扰成像的眼杯边缘
A. 挤压前；B. 挤压后。

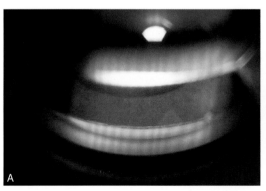
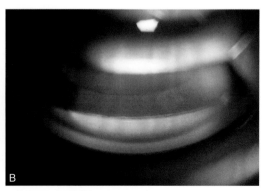

图 1-11-23　细小气泡在前房角镜中特征为虚的方形淡光斑
A. 光斑位于房角上；B. 光斑位于房角旁。

（三）如何提高图像清晰度

影响图像清晰度的原因有 4 个。①角膜的清晰度：角膜混浊（图 1-11-24）、瘢痕（图 1-11-25）、后弹力层异常（图 1-11-26）、后表面沉积物（图 1-11-27）等均会影响观察及拍摄的清晰度。②角膜缘附近的结膜下出血（图 1-11-28）：角膜缘附近球结膜下出

血，会导致房角图像角膜侧图像曝光不足、颜色发黄。③曝光的恰当程度：欠曝光及过曝光状态下前房角镜图像会损失过多细节信息，导致清晰度下降（图 1-11-29）。④前房角镜镜头表面质量（图 1-11-30）：镜头表面划痕、清洁后残留的水印、镀膜磨损等均可降低成像的清晰度。

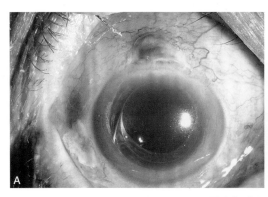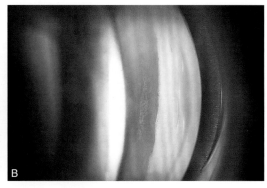

图 1-11-24　周边角膜老年环，降低前房角镜清晰度
A. 前节像；B. 颞侧房角图像稍模糊。

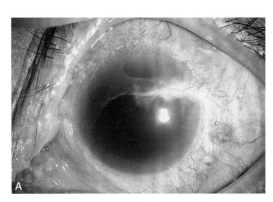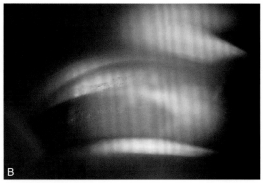

图 1-11-25　角膜裂伤瘢痕干扰局部前房角镜成像
A. 前节像；B. 下方房角图像模糊。

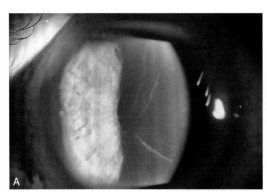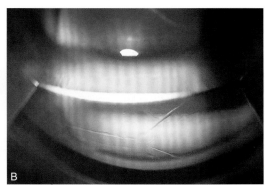

图 1-11-26　Haab 纹干扰房角成像
A. 前节像；B. 上方房角图像模糊。

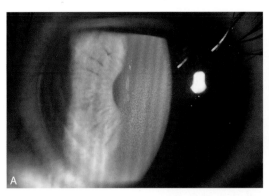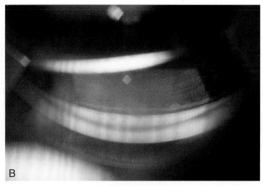

图 1-11-27　色素播散综合征，角膜内皮层色素沉积干扰前房角镜成像

A. 前节像，Krukenburg 梭；B. 上方房角图像模糊。

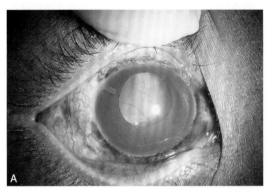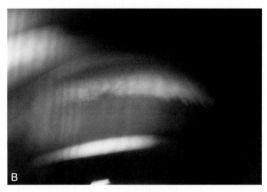

图 1-11-28　角膜缘附近结膜下出血，前房角镜图像偏黄，清晰度下降

A. 前节像；B. 下方房角图像。

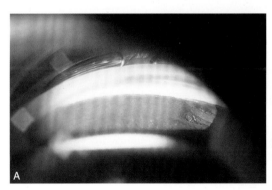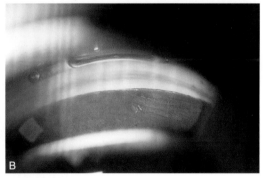

图 1-11-29　曝光对图像清晰度的影响

A. 过曝光；B. 曝光恰当。

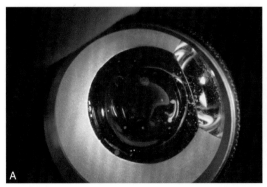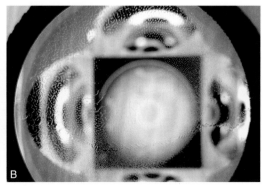

图 1-11-30　前房角镜表面异常

A. 水印；B. 镀膜粗糙。

原因①与②导致的房角图像不清晰通常不易改善。原因③恰当的曝光主要通过快门速度、感光度的配合实现,常用参数见图1-11-6,实际调整时主要取决于房角色素沉积程度。色素多的房角通常需要提高1~2档的感光度实现曝光充足。原因④中镜头划痕严重时需要更换新镜头,水印等污渍需要重新肥皂水清洗及清水冲洗、晾干。

(四)如何拍摄房角光学切面法图像

前房角镜常规拍摄多选用宽裂隙光下的直接焦点照明法,此法主要记录房角的开闭、色素沉积程度、特殊结构等,而光学切面法多用于拍摄房角组织结构间的位置关系,如高褶虹膜、房角关闭、房角后退等。

光学切面法是应用裂隙灯窄光带(宽度值≤1)时观察眼部结构的方法。虽然它是眼科裂隙灯查体时最常用、最核心的方法,但在前房角镜图像拍摄时,其应用场景相对较少,且鼻、颞侧房角光学切面无法拍摄,拍摄难度也较大。

房角光学切面图拍摄的难点主要有以下三个。

(1)入射光线角度(矢状面角度)的限制:前房角镜下,大于20°的窄裂隙光带难以形成全反射,目镜下通常表现为进一步增加入射角度后光学切面消失。虽然增加入射角度可突出显示光学切面下组织间的位置关系,但在房角光学切面图拍摄时,入射角度的增加存在"天花板"。适度增加入射角度可突出房角组织的位置关系(图1-11-31)。

(2)曝光的平衡点:光学切面法下光带窄,镜头进光量少,需要通过预先提高感光度、延长曝光时间(减慢快门速度)提高图像的基础亮度。在此基础上,房角图像的角膜侧可透见白色巩膜,其反光强,需要避免过曝光;而虹膜侧反光弱,需要避免欠曝光。因此,房角光学切面的实际拍摄需要在较高感光度下寻找角膜侧及虹膜侧曝光的平衡点,这对于初学者难度着实较大。

(3)背景光与裂隙光的配合:在光学切面法下需要联合背景光照明,以显示裂隙光带的位置,但背景光不可不开(图1-11-32),也不可过亮(图1-11-33)。

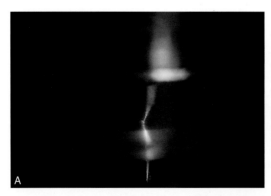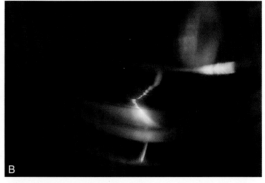

图1-11-31　房角后退的光学切面法拍摄,入射角度的影响

A. 入射角度为5°,组织位置关系不清,房角后退不明显;B. 增加入射角度为15°,房角后退明显。

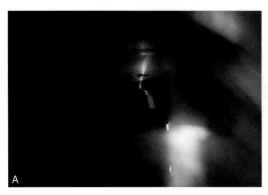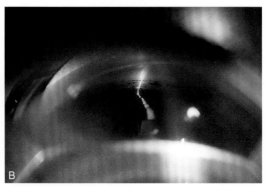

图1-11-32　房角后退,背景光关闭与开启的拍摄效果比较

A. 背景光关闭;B. 背景光亮度适当。

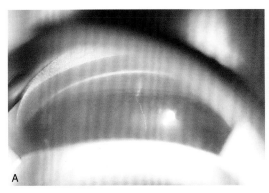
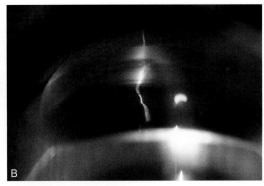

图 1-11-33 房角后退，背景光与窄裂隙光亮度的配合
A. 背景光过亮；B. 背景光亮度适当。

（五）如何应用前房角镜观察视网膜

将宽裂隙光对准前房角镜中央，前推裂隙灯手柄可使目镜焦点向视网膜移动，对焦后可清晰拍摄具有立体感的视盘及黄斑区（图 1-11-34）。

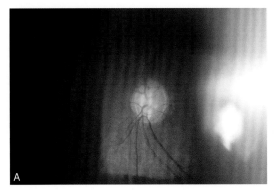
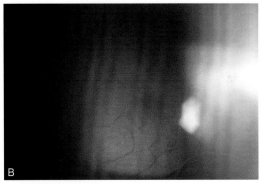

图 1-11-34 前房角镜下的视盘及黄斑区
A. 视盘；B. 黄斑。

（张　阳）

第二章　前房角镜下常见异常表现

第一节　周边虹膜前粘连

【原因及表现】

周边虹膜前粘连（peripheral anterior synechia，PAS）是前房角镜检查最常见的异常体征之一，是因各种原因（比如葡萄膜炎、闭角型青光眼、外伤、手术、纤维血管膜等）导致的周边虹膜向前移与前房角，甚至角膜内皮发生的粘连。

PAS 表现各异，可以是点柱状（图 2-1-1）或成片状（图 2-1-2），PAS 前端可以附着在房角的任何部位：比如巩膜突、小梁网、Schwalbe 线，甚至越过 Schwalbe 线（图 2-1-1~ 图 2-1-4）。PAS 可以是原发性闭角型青光眼的表现，也可能因广泛 PAS 导致继发性闭角型青光眼。手术可以改善 PAS，也可能引起新的 PAS（图 2-1-3、图 2-1-4），小梁切除术后 PAS 堵塞小梁切除内口是眼压失控的原因之一，内路小梁切开术后为了避免 PAS 堵塞小梁网，需要使用毛果芸香碱。

没有越过 Schwalbe 线的局限在前房角的 PAS 用裂隙灯是不能被发现的，但用前房角镜检查可以一目了然。

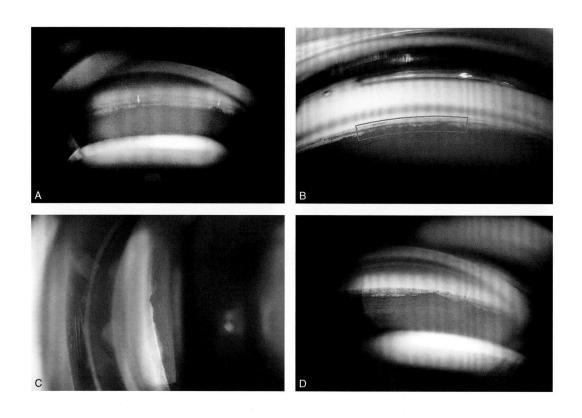

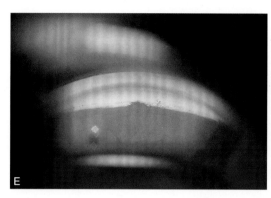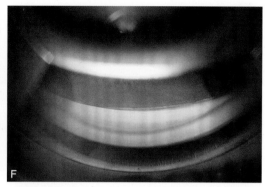

图 2-1-1　前房角点柱状 PAS

A~F. 代表不同的患者；A. 下方多个点状 PAS（黄色箭头所示）前端止于巩膜突；B. 下方多个点柱状 PAS（红色框所示）前端止于巩膜突、小梁网；C. 多个点状 PAS 前端止于巩膜突，睫状体带宽窄不一；D. 下方丘陵状 PAS（黄色箭头所示）前端止于巩膜突、小梁网；E. 下方 6:00 位点状 PAS 前端止于Schwalbe 线；F. 上方 11:30 位 PAS 前端止于小梁网，大约 1:00 位点状 PAS 前端止于巩膜突。

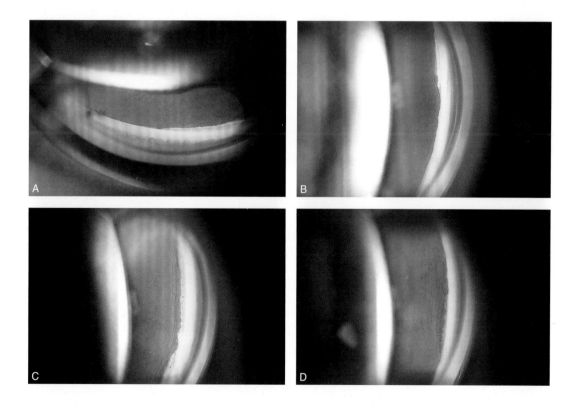

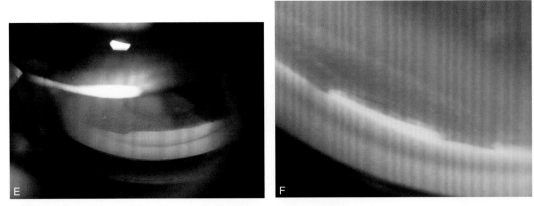

图 2-1-2 前房角片状 PAS

A~F. 代表不同的患者；A. 12：00 位是 PAS 和正常房角的分界点，10：00 位至 12：00 位片状 PAS 前端止于 Schwalbe 线；B. 从 9：00 位向下，7：00 位至 9：00 位片状 PAS，前端止于 Schwalbe 线；C. 多处点柱状、片状 PAS，前端止于巩膜突、小梁网；D. 除了 8：00 位至 9：00 位，其他部位点柱状、片状 PAS，前端止于 Schwalbe 线；E. 10：00 位至 11：00 位片状 PAS，前端越过 Schwalbe 线；F. 虹膜角膜内皮综合征（ICE 综合征），桥状 PAS，前端越过 Schwalbe 线。

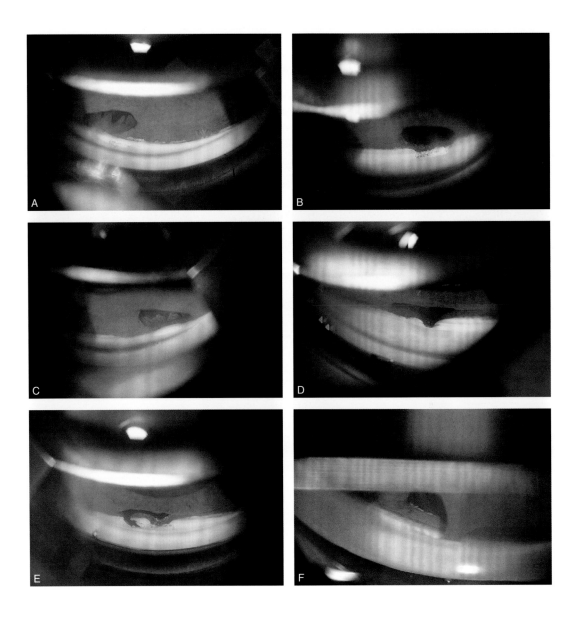

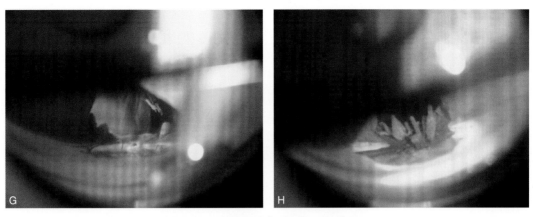

图 2-1-3　小梁切除术后周切口处的 PAS

A~H. 代表不同的患者；A. 周切口及视野范围内多处点柱状、片状 PAS，前端止于小梁网、Schwalbe 线；B. 周切口处 PAS 于小梁切除的内口；C. 周切口左边片状 PAS，前端止于 Schwalbe 线；D~G. 周切口处 PAS 于小梁切除的内口；H. 周切口处周边虹膜和睫状突大面积堵塞小梁切除的内口。

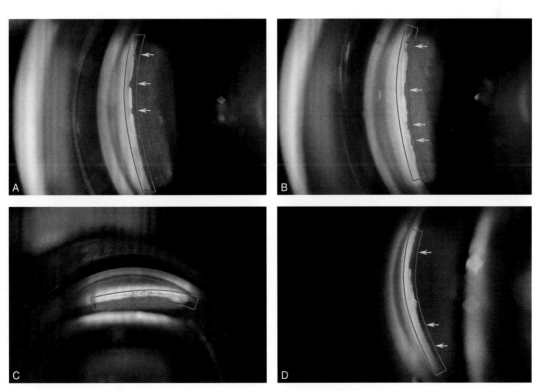

图 2-1-4　GATT 术后 PAS

A~D. 代表不同的患者；黄色箭头指向 PAS，红色框指向观察的区域；A. GATT 术后点状 PAS 于小梁网上，GATT 切口清晰可见（白色线状）；B. GATT 术后点状 PAS 于巩膜突、小梁网上，GATT 切口清晰可见；C. GATT 术后，片状 PAS 前端止于巩膜突、小梁网，小梁网切开的切口可见；D. GATT 术后，片状 PAS 前端止于巩膜突、小梁网、Schwalbe 线，小梁网切开的切口可见。GATT（ gonioscopy-assisted transluminal trabeculotomy ）：前房角镜辅助下的内路 360° 小梁切开术。

第二节　前房角异常色素沉着

正常前房角小梁网会有色素沉着,和年龄有关,出生时,正常小梁网色素是 0 级,没有色素沉着;小梁网色素会随着年龄的增长而增多,但在青春期之前很少出现,正常人很少超过 2 级。同一只眼不同部位色素沉着程度可能不同,由于重力作用,正常人下方前房角色素会比较多。

小梁网色素的多少有助于原发性及继发性青光眼的鉴别诊断。异常色素增多可见于葡萄膜炎症、眼外伤、闭角型青光眼急性发作后、激光或手术治疗后,以及某些继发性青光眼,比如色素播散综合征(pigment dispersion syndrome, PDS)、色素性青光眼(pigmentary glaucoma, PG)、假性囊膜剥脱综合征(pseudoexfoliation syndrome, PXF)、虹膜角膜内皮综合征(iris corneal endothelial syndrome, ICE 综合征)、黑色素(细胞)瘤等(详见第三章第三节)。小梁网色素多少因人而异,因眼而异,因部位而异,和青光眼类型、病史(包括青光眼发作病史、治疗史)、是否有原发病等有关。闭角型青光眼小梁网色素紊乱不

均匀、局限性色素增多提示既往可能有过发作史,有可能出现过前房角贴附性关闭后又重新开放;或原有 PAS 被手术分离开;仅下方色素较多可能与治疗干预有关,如激光治疗(激光周边虹膜切开术 LPI、激光周边虹膜成形术 ALPI)、内眼手术等。

前房角镜检查时须观察色素沉着情况,并用分级法进行记录。1957 年 Scheie 提出房角分级法时就包括房角色素分级,一直沿用至今,Spaeth 分级法也要求记录色素分级情况。由于后部小梁网和房水外流相关,所以房角分级是根据后部小梁网的色素多少而分为 5 级,记录为 0 到 4 级(Spaeth 分级法),或零到Ⅳ级(Scheie 分级法)(图 2-2-1~ 图 2-2-3)。

零级(0 级):小梁网无色素颗粒。

Ⅰ级(1 级):稀疏细小颗粒分布在小梁网后部。

Ⅱ级(2 级):介于Ⅰ和Ⅲ级之间,可能前后部小梁均有细小颗粒色素沉着。

Ⅲ级(3 级):后部小梁网呈密集粗糙颗粒状或均质性黑色或棕褐色,前部小梁网和 Schwalbe 线也可见色素沉着。

Ⅳ级(4 级):整个小梁网呈密集均质性的黑色或棕褐色。

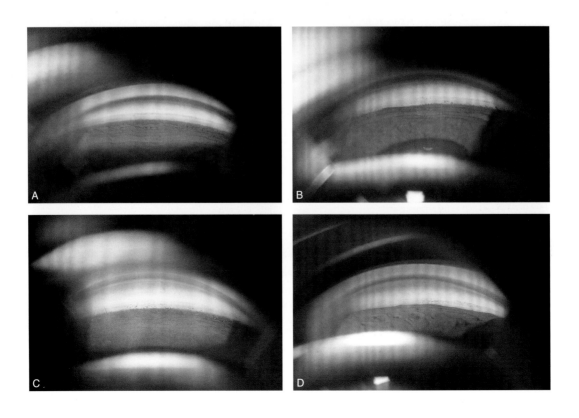

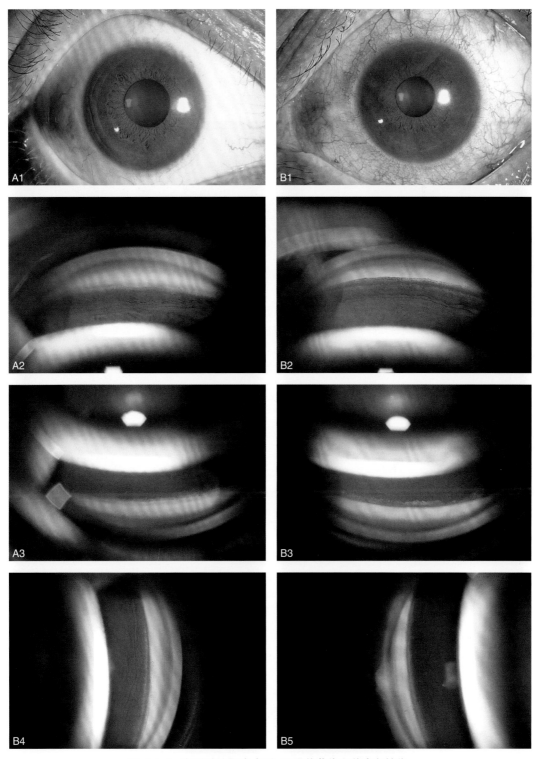

图 2-4-4　左眼硅油取出术后，双眼前节像和前房角镜像，
左眼前房角色素增多，可见硅油乳化滴

A1~A3. 正常的右眼；B1~B5. 左眼硅油取出术后；A1、B1. 双眼前节像，左眼轻度充血，余未见明显异常；A2、A3. 右眼前房角开放，色素 0~1 级；B2~B5. 左眼前房角开放，全周色素明显增多，3~4 级；上方（B3）前房角可见少量硅油乳化滴。

第五节 前房角附近的肿瘤、异物

前房角镜检查可发现前房角附近异常的肿瘤（图 2-5-1~ 图 2-5-3）、异物（见图 1-9-2 中的图 D1）、重水（图 2-5-4）等。前房角镜可以发现用裂隙灯检查无法发现的细小占位。不同于其他检查，直视下前房角镜检查可以提供更多的信息，比如精准定位、颜色、大小、形状、质地、是否有血管、与周围组织的关系等。

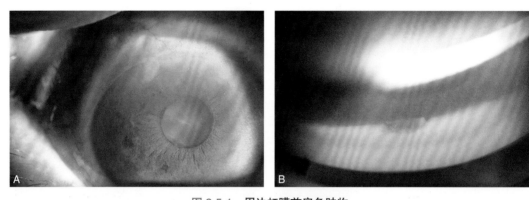

图 2-5-1 周边虹膜前房角肿物

A. 前节像：约 11:00 位周边虹膜肿物，淡棕色、局限隆起，局部角膜水肿；B. 前房角镜像：虹膜根部局限隆起占位病变，边界清晰，外有包膜。

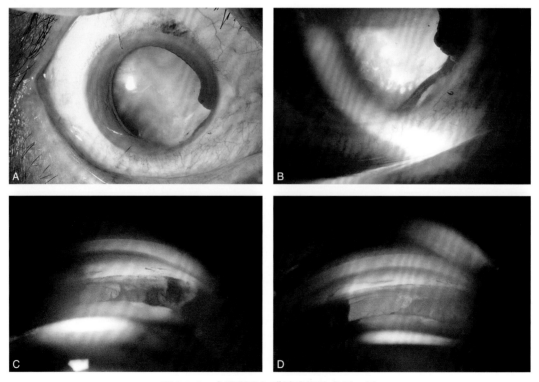

图 2-5-2 右眼周边虹膜肿瘤切除术后 1 周

A. 裂隙灯像：瞳孔散大，鼻下方虹膜缺如，晶状体混浊，角膜缝线在位；B. 裂隙灯窄光带局部像，所见同图 A；C、D. 前房角镜像：局部虹膜缺如，可见睫状体突；前房角开放，色素不均匀、3 级，局部出血膜，Schlemm 管充血。

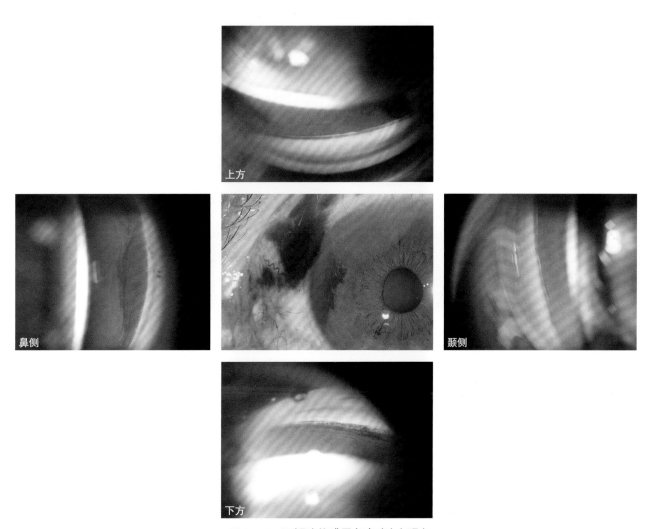

图 2-5-3　可疑脉络膜黑色素瘤（左眼）

居中裂隙灯像：鼻和鼻上方巩膜异常黑色素沉着，鼻侧虹膜异常黑色扁平占位；上方房角：N2，房角开放，色素 2 级；颞侧房角：N2，房角开放，色素 2 级，约 4:00 位局限黑色色素沉着；下方房角：N1~N2，房角开放，色素紊乱不均匀，较多黑色色素沉着；鼻侧房角：虹膜及房角局限黑色扁平占位，边界清晰，遮挡功能小梁网，较多黑色色素沉着。

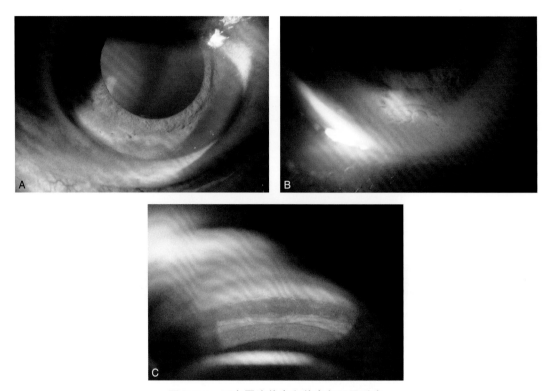

图 2-5-4 下方周边前房和前房角可见重水

A、B. 裂隙灯前节像：可见下方重水水滴；C. 下方前房角镜像：下方前房角开放，可见大大小小数个重水水滴。

（乔春艳）

第三章 不同疾病前房角镜检查所见

第一节 原发性开角型青光眼

【疾病定义】

原发性开角型青光眼（primary open angle glaucoma, POAG）是一种慢性、进行性、伴有特征性视盘和视网膜神经纤维层形态学改变且不伴有其他眼病或先天异常的视神经病变。分高眼压型和正常眼压型（normal tension glaucoma, NTG）。

【前房角镜表现】

顾名思义，POAG 前房角是开放的，可见梳状韧带，但没有其他异常表现（图 3-1-1~ 图 3-1-7）。Scheie 分级法可以是 W、N1 或 N2，Spaeth 分级法中

虹膜根部附着点的位置可以是 C、D 或 E（分级法详见第一章第七节）；色素一般不超过 3 级。

前房角镜检查对鉴别原发性或继发性开角型青光眼非常重要，前房深度正常也需要做前房角镜检查，前房角色素、血管等信息只能通过前房角镜检查获得。裂隙灯下体征不明显的早期继发性开角型青光眼往往是通过前房角镜检查被发现的，比如早期的新生血管性青光眼、早期的虹膜角膜内皮综合征（iris corneal endothelial syndrome, ICE 综合征）、色素性青光眼等，有的患者反复追问病史都否认眼部外伤史，但前房角镜检查却发现了房角后退。因此，每一个新诊断的青光眼都应该做一次前房角镜检查。

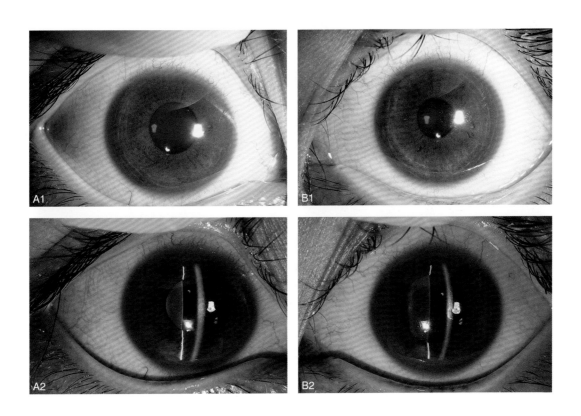

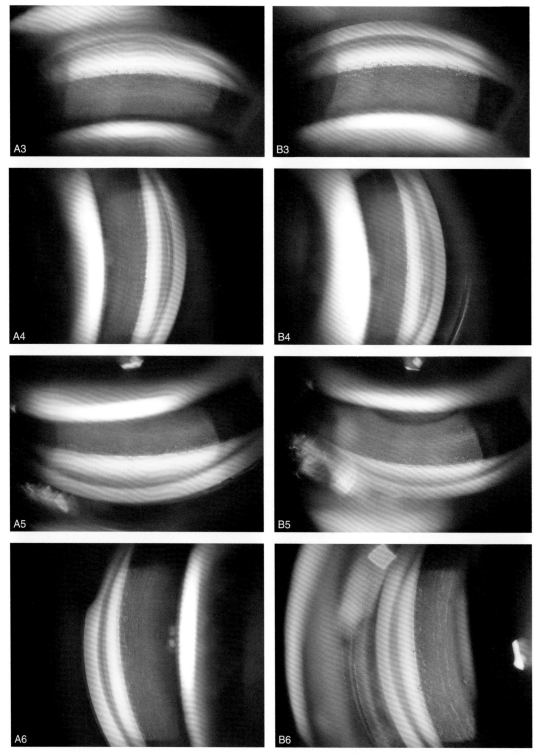

图 3-1-1　POAG,病例 1,双眼前节像和前房角镜像

A1~A6 是右眼,B1~B6 是左眼;双眼前房角全周 W,开放,结构完整清晰,色素 0 级,睫状体带宽窄不一,可见细小稀疏梳状韧带。

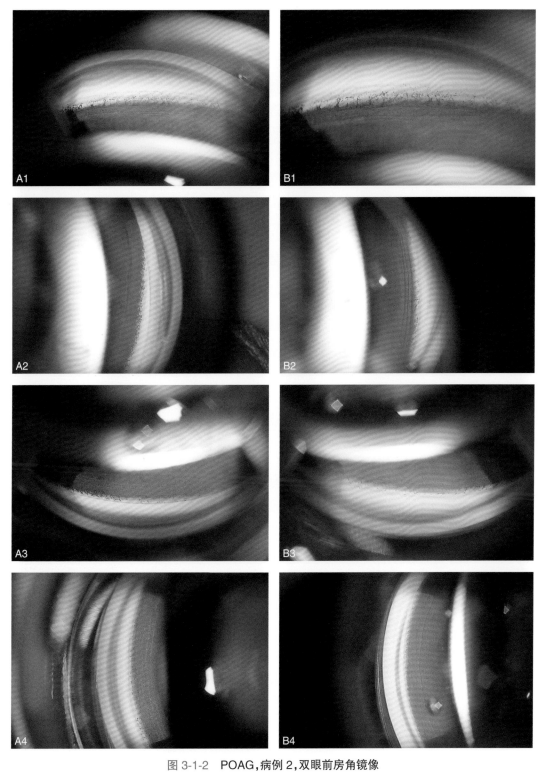

图 3-1-2　POAG,病例 2,双眼前房角镜像

A1~A4 是右眼,B1~B4 是左眼;双眼前房角全周 W,开放,色素 0 级,全周可见细小梳状韧带,尤其右眼鼻侧(A2)较浓密。

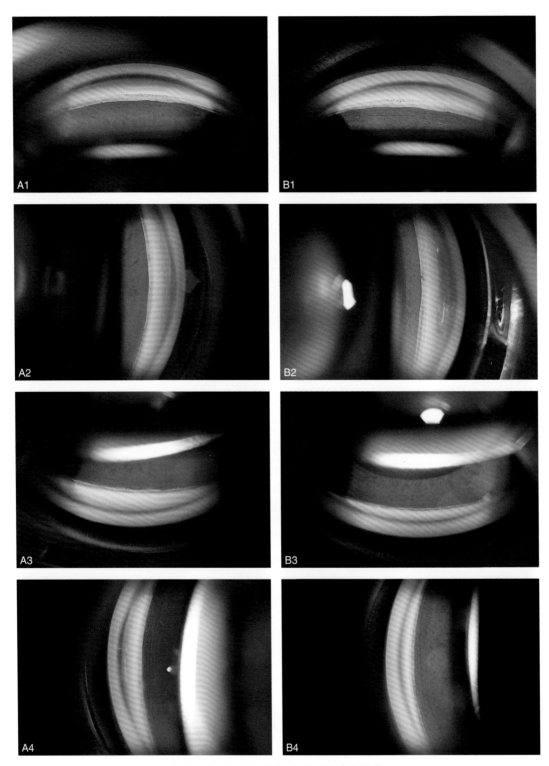

图 3-1-3 POAG,病例 3,双眼前房角镜像

A1~A4 是右眼,B1~B4 是左眼;双眼前房角全周 N2,看不见睫状体带,可见巩膜突,全周房角开放,色素 1 级。

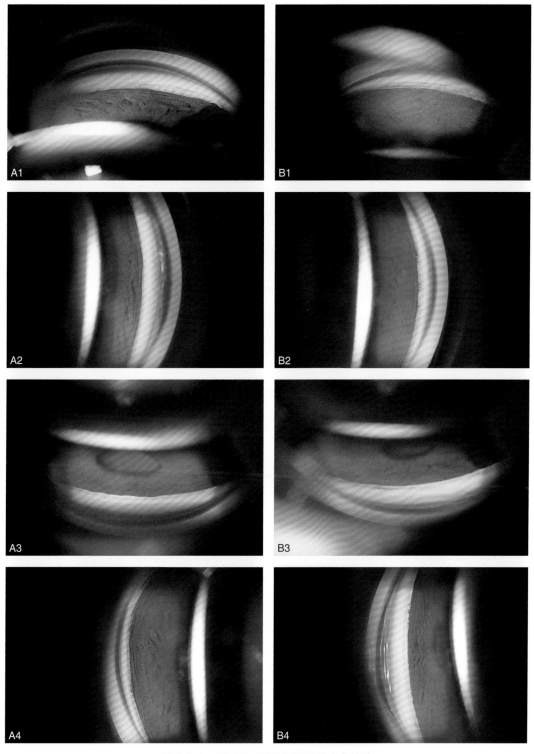

图 3-1-4　POAG,病例 4,双眼前房角镜像

A1~A4 是右眼,B1~B4 是左眼;双眼前房角大部分是 N2,可见巩膜突,仅左眼下方 5∶30 可见部分睫状体带,是 N1(B1);色素大部分是 0 级,左眼下方 1 级(B1);双眼鼻侧可见梳状韧带(A4、B2)。

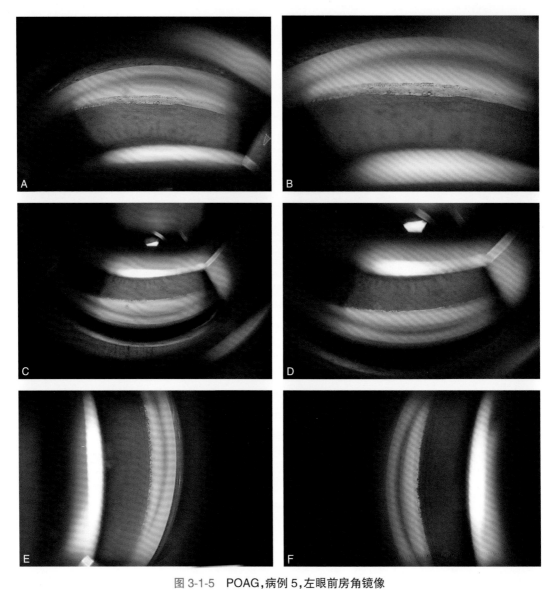

图 3-1-5 POAG,病例 5,左眼前房角镜像

全周 N2,睫状体带看不清,可见巩膜突,全周开放;色素下方 1 级,其余象限 0 级,全周可见细小梳状韧带,尤其鼻侧(E)较浓密。

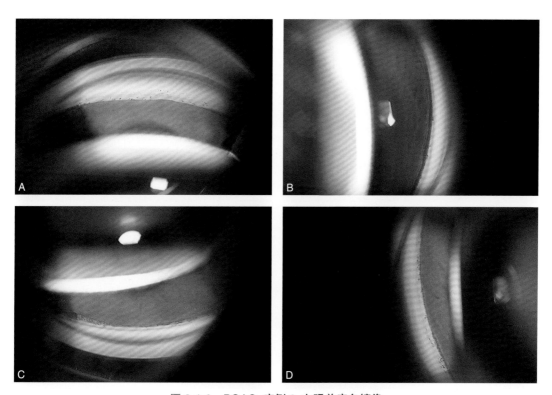

图 3-1-6　POAG,病例 6,左眼前房角镜像

A、B、D. 下方、颞侧和鼻侧 N2,细小稀疏梳状韧带,色素 0 级;C. 上方 N1,睫状体带宽窄不一,12∶00 位最窄,细小稀疏梳状韧带,色素 0 级。

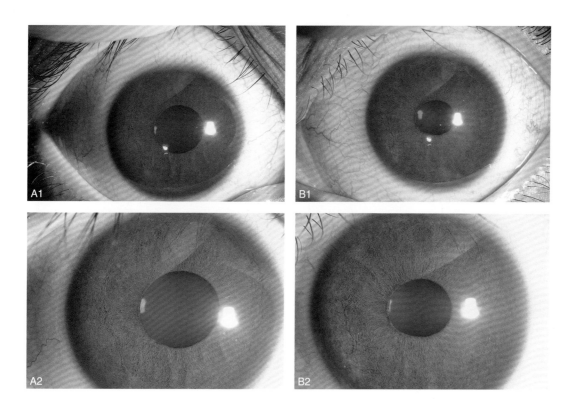

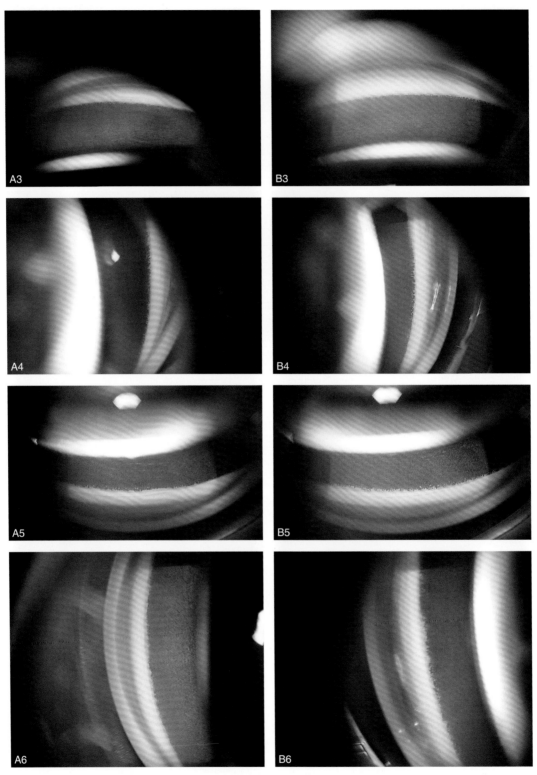

图 3-1-7 POAG,病例 7,双眼前节像和前房角镜像

A1~A6 是右眼,B1~B6 是左眼;A2、B2. 双眼虹膜基质疏松,轻度发育异常;A3~A6、B3~B6. 双眼前房角全周浓密梳状韧带,遮挡小梁网;虹膜根部附着点靠前;色素 0 级。

(乔春艳)

第二节　原发性闭角型青光眼

【疾病定义】

原发性闭角型青光眼（primary angle closure glaucoma，PACG，简称闭青）是由于前房角关闭导致急性或慢性眼压升高，伴有或不伴有青光眼性视盘改变和视野损伤的一类青光眼。

原发性闭角型青光眼有多种分类方法，临床使用较多的是我国按照发病时的临床表现分为急性和慢性闭角型青光眼（简称急闭、慢闭）；还有基于房角镜、UBM 等检查，依据房角关闭机制进行的分类，比如单纯性瞳孔阻滞型、虹膜高褶型、睫状体前位型、晶状体位置异常型、脉络膜膨胀型、多种机制共存型等；国际上常用的是 2002 年国际地域性和流行病学眼科学学会（International Society of Geographical and Epidemiological Ophthalmology，ISGEO）基于疾病进程提出的分类方法，其目的在于协调 POAG 与 PACG 在传统诊断标准中的差异。该分类体系将整个原发的房角关闭性疾病（primary angle closure disease，PACD）的自然病程分为 3 个阶段，即可疑原发性房角关闭（primary angle closure suspect，PACS）、原发性房角关闭（primary angle closure，PAC）和 PACG。如果静态检查 180° 或更大范围有虹膜小梁网接触（iridotrabecular contact，ITC），但是动态检查未见周边虹膜前粘连（peripheral anterior synechiae，PAS），而且眼压正常者，诊断为 PACS；如果动态检查有 PAS，和/或有眼压升高，但没有青光眼性视神经损害，诊断为 PAC；如果 PAC 同时有青光眼性视神经损害，诊断为 PACG。PACD 包括 PACS、PAC 和 PACG。

前房角镜检查是闭青诊断的金标准，对指导治疗方式的选择、预后评估、随访等都非常重要。

【前房角镜表现】

原发性闭角型青光眼顾名思义，房角是关闭的（图 3-2-1~ 图 3-2-10），且没有引起房角关闭的其他因素，比如外伤、葡萄膜炎等。闭青患者的前房角入射角一般都比较窄，如果存在虹膜小梁网接触 ITC，即看不到后部功能小梁网，则提示前房角关闭。房角关闭又分贴附性和粘连性房角关闭。如果静态检查有 ITC，动态压陷检查可见后部功能小梁网，即动态下房角开放，定义为贴附性房角关闭；反之，动态压陷检查仍然见不到后部功能小梁网，即为粘连性房角关闭。

和 POAG 不同，闭青患者必须做动态压陷检查（具体方法及意义参见第一章第六节），前房角镜检查需要动静结合，先静态后动态压陷检查（扫描二维码观看前房角镜检查视频：视频二维码 3-1 是先用静态检查法顺时针转动镜面检查全周，然后用动态压陷法检查一周；视频二维码 3-2 主要是动态压陷法检查，只有镜面在上方时有静态检查；检查时有气泡影响观察，此时可以重新上房角镜，也可以通过手法躲开气泡，本视频用的是第二个方法）。

图 3-2-1~ 图 3-2-8 显示了动态压陷检查后前房角可视性的变化。通过患者转动眼位（向镜面方向），医生转动镜面（向镜面方向），同时在镜面所在处给眼球加压，增加前房角的可视性。

慢性进行性房角关闭患者往往可以看到正常和异常房角的边界点（图 1-7-2E、表 1-7-4，关闭的房角再次开放后可见小梁网色素不均匀沉着。

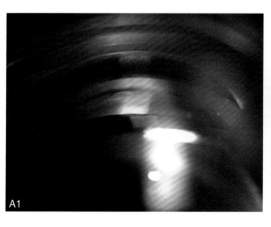

A1

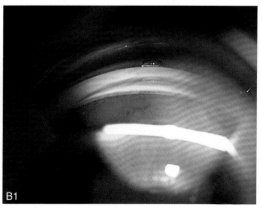

B1

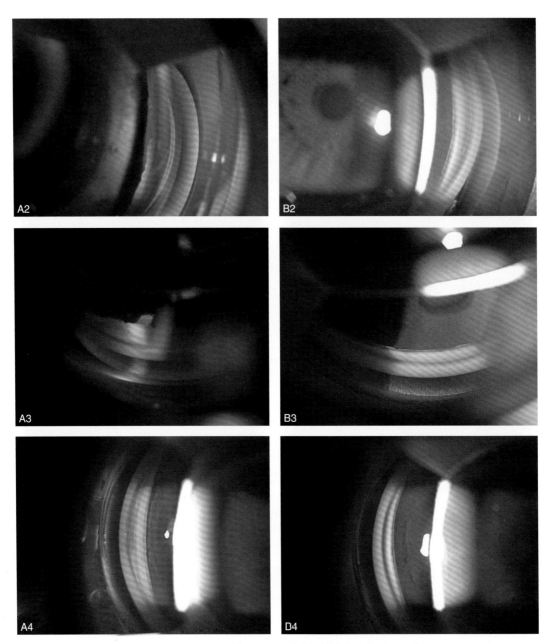

图 3-2-1　PACG,病例 1,右眼动态检查前房角加宽、开放

A1~A4 为静态检查(窄光带),B1~B4 为动态压陷检查;静态检查:全周 N4,虹膜膨隆(角膜光带和虹膜
光带交汇处是错开的);动态压陷检查:前房角明显加宽,全周 N2,色素 1~2 级,提示全周贴附性关闭;参
见视频二维码 3-1 静态和动态检查。

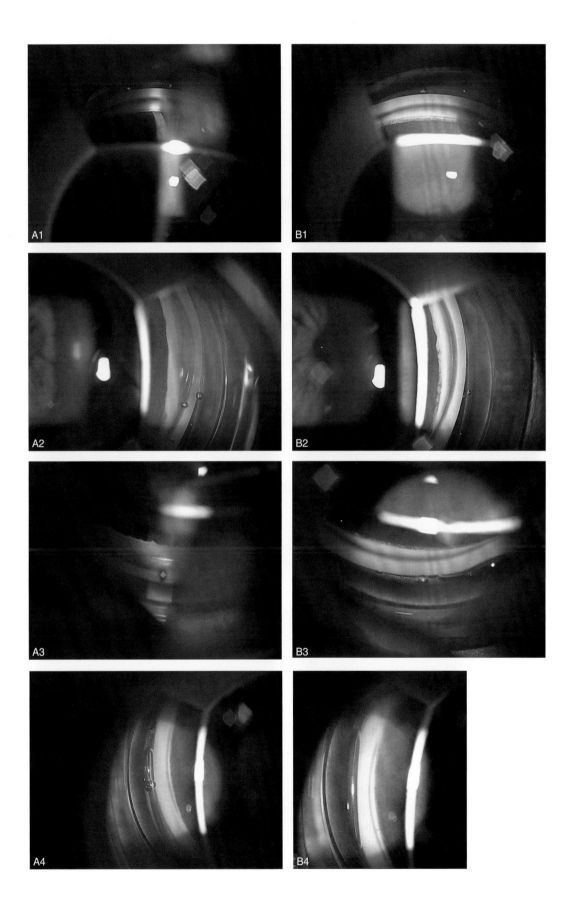

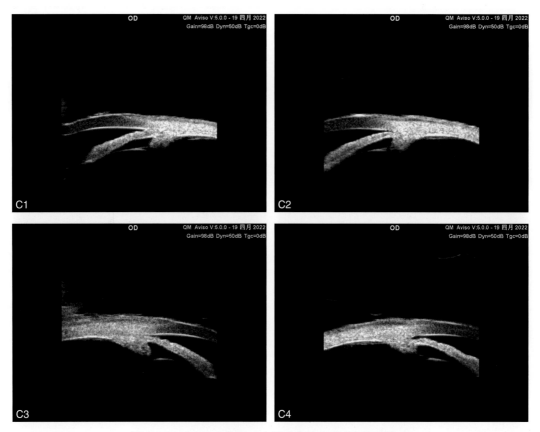

图 3-2-2 PACG,病例 2,右眼动态检查前房角有所加宽

A1~A4 为静态检查(窄光带),B1~B4 为动态压陷检查;C1~C4 为 UBM 检查;静态检查全周前房角关闭:
上方(A3)和颞侧(A2)N4,下方(A1)和鼻侧(A4)N3;动态压陷检查:前房角加宽,全周 N2,色素 1~2
级,提示全周贴附性关闭,可见较多梳状韧带;C1. 12:00 位 UBM 像:虹膜根部遮挡巩膜突,提示房角关
闭;C2~C4. 依次是 3:00 位、6:00 位、9:00 位的 UBM 像:前房角窄细状开放;参见视频二维码 3-2 动态
检查房角开放明确。

严谨的静态检查应该用窄而短的光带,避免光
线通过瞳孔,减少光线对瞳孔的影响。在图 3-2-3~
图 3-2-10 中,为了拍照清楚,我们用了宽光带检查。

但是无眼球转动、无镜面转动、无压陷手法,笔者称
之为宽光带静态检查。

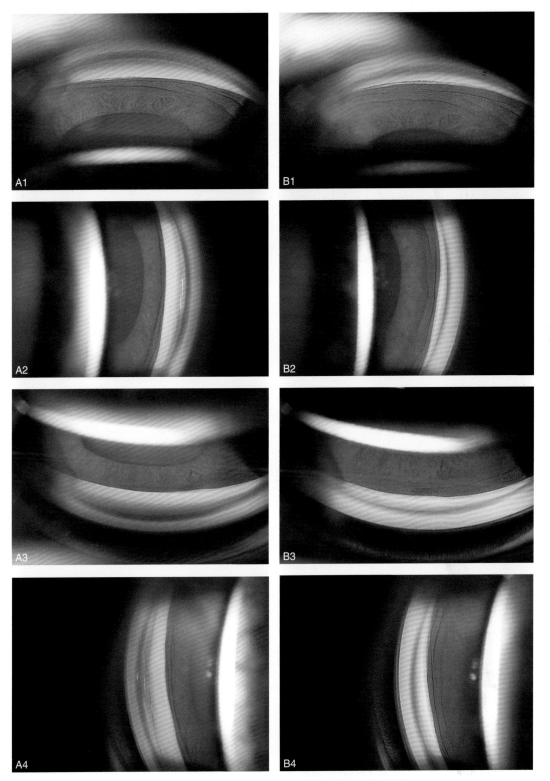

图 3-2-3　PACG,病例 3,左眼动态检查前房角变化不大

A1~A4. 宽光带静态检查,除了 1:00 位 N3,其余全周均 N4;B1~B4. 进一步做动态压陷检查:前房角加宽不明显,下方(B1)和颞侧(B4)是 N3,上方(B3)和鼻侧(B2)是 N4,提示全周都是粘连性关闭。

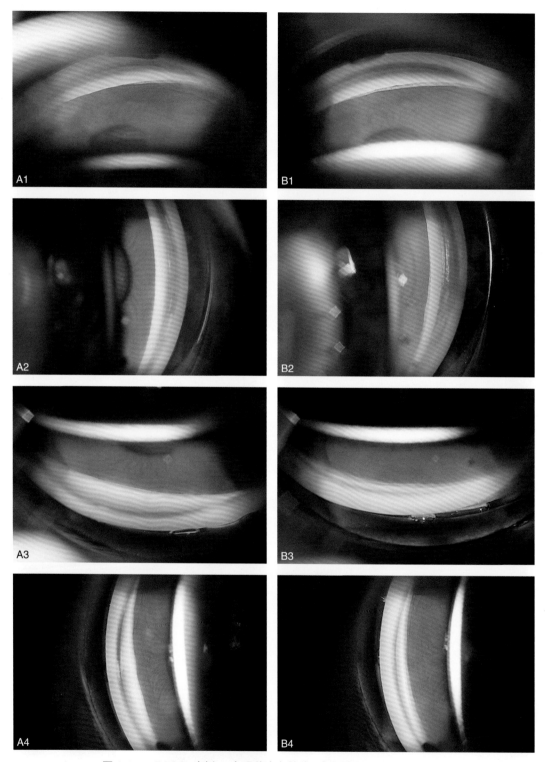

图 3-2-4　PACG,病例 3,右眼前房角镜像,动态检查前房角有所加宽
A1~A4.宽光带静态检查,全周 N3~N4;B1~B4.进一步做动态压陷检查:前房角有加宽,下方(B1)和颞侧(B2)是 N3,提示是粘连性关闭;上方(B3)和鼻侧(B4)是 N2,提示是贴附性关闭。

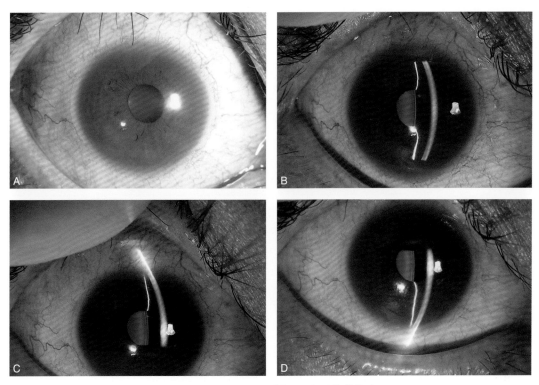

图 3-2-5 PACG,病例 4,右眼前节像

A. 前节像正常;B. 裂隙灯检查前房浅,前房轴深浅(约 2CT);C、D. 周边前房浅,上方和下方周边前房深度 PCD(peripheral chamber depth)<1/4CT。

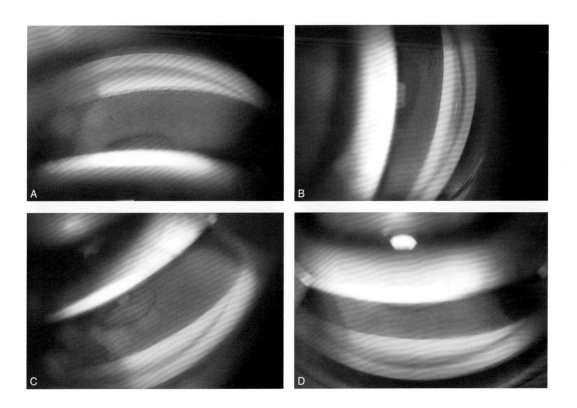

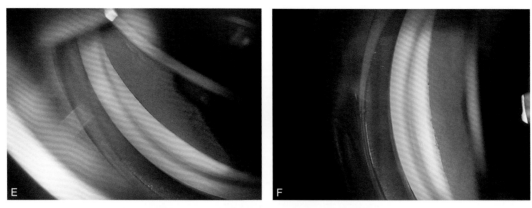

图 3-2-6 PACG,病例 4,右眼前房角镜像

下方(A)和鼻侧(F)N3,其余均为 N4,提示全周房角关闭。

需要注意的是:前房角镜动态压陷检查看不到小梁网,提示房角关闭,但有时候前房角镜检查会高估房角关闭情况,因为如果周边虹膜明显膨隆、入射角极窄,动态压陷检查可能无法压开房角,但 UBM 检查可见房角窄细状开放(图 3-2-7,图 3-2-10)。若周边虹膜膨隆不明显,动态压陷检查容易压开房角,相比 UBM 检查,动态下前房角开放程度更好(图 3-2-8)。临床上结合前房角镜动静态检查和 UBM、前节 OCT 等影像检查,可对前房角做出更准确的评估。

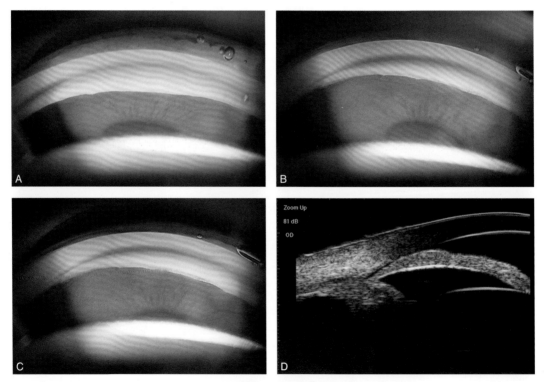

图 3-2-7 PACG,病例 5,右眼前房角动态变化,UBM 图

A、B、C. 三张图代表变化过程,动态压陷检查后前房角有加宽,但仍然看不到功能小梁网,提示粘连性关闭;A. 下方房角 N4;B、C. 动态压陷检查后房角有所加宽,但都是 N3,提示粘连性关闭;D. 同一部位的 UBM 图像:周边虹膜膨隆明显,房角窄细状开放;此例患者前房角和 UBM 检查结果的差异,提示房角镜动态压陷检查看不到小梁网,可能是真的房角粘连性关闭,也可能是假阳性,临床上结合前房角镜和 UBM 检查,有助于更准确评估房角。

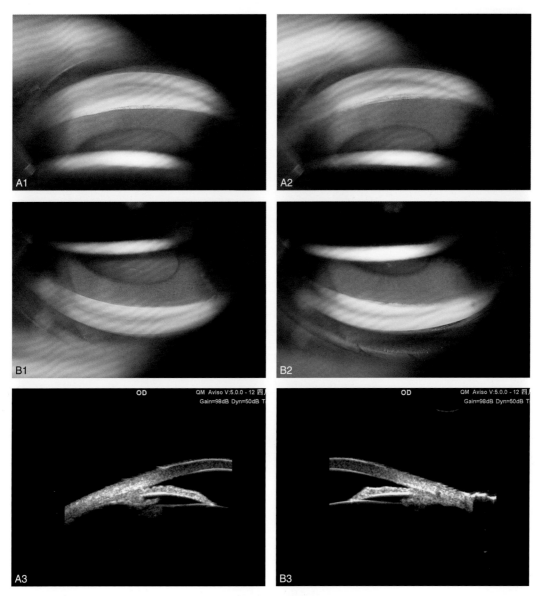

图 3-2-8 PACG,病例 6,动态检查后前房角加宽、开放

A1. 宽光带静态检查,下方房角 N3;A2. 进一步做动态压陷检查,房角加宽,N1,提示下方房角贴附性关闭;A3. 同一部位的 UBM 图像:周边虹膜轻度膨隆,轻度遮挡巩膜突;B1. 宽光带静态检查,上方房角 N4;B2. 进一步做动态压陷检查,房角加宽,N3,提示上方房角粘连性关闭;B3. 同一部位的 UBM 图像:虹膜平坦无膨隆,轻度遮挡巩膜突。

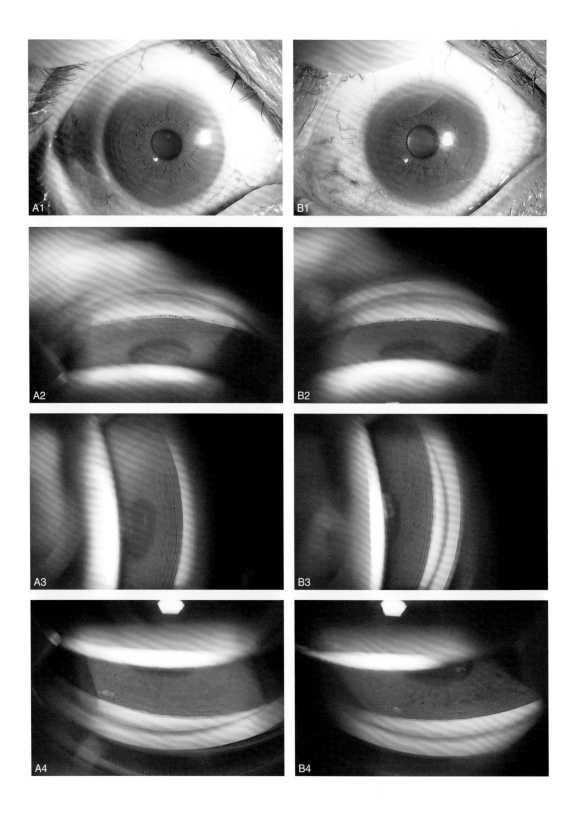

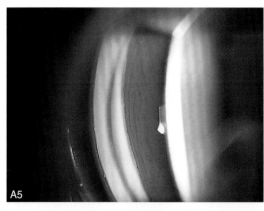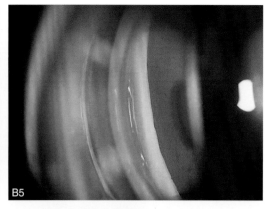

图 3-2-9　PACG,病例 7,双眼 LPI 术后,前房角全周关闭

A1~A5. 右眼;B1~B5. 左眼;A1、B1. 双眼前节像:11:00 左右 LPI 孔通畅,前节未见明显异常;A2~A5. 右眼房角:颞侧 N4(A3),其余象限 N3,下方(A2)非功能小梁网和 Schwalbe 线少量色素沉着;B2~B5. 左眼房角:全周 N3~N4;下方(B2)非功能小梁网和 Schwalbe 线少量色素沉着。LPI:laser peripheral iridotomy,激光周边虹膜切除术。

高褶虹膜是闭角型青光眼发病机制中非瞳孔阻滞因素之一。裂隙灯检查虹膜高褶型患者表现为中央前房深度正常,周边虹膜平坦,无向前膨隆状态,房角入口处虹膜肥厚急转形成狭窄,甚至关闭房角。

在欧洲青光眼指南中,高褶虹膜属于睫状体层面的异常,通常是因为睫状突前位前旋,推挤周边虹膜向前与小梁网接触。欧洲青光眼指南特别指出应该明确两个名词:高褶虹膜构型(plateau iris configuration,PIC)和高褶虹膜综合征(plateau iris syndrome,PIS)。PIC 是指前房角处周边虹膜形态呈尖锐角度,但前房角镜检查不存在虹膜小梁网接触 ITC 的情况。PIS 是指激光周边虹膜切除术(laser peripheral iridotomy,LPI)后,激光孔通畅,解除了相对瞳孔阻滞因素后,前房角镜检查仍可见前房角贴附性关闭。

虹膜高褶型前房角镜检查会出现特征性的"双驼峰征"(double-hump sign)(图 3-2-10)。无论

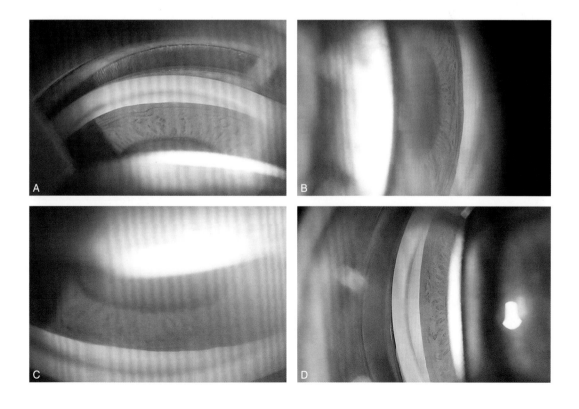

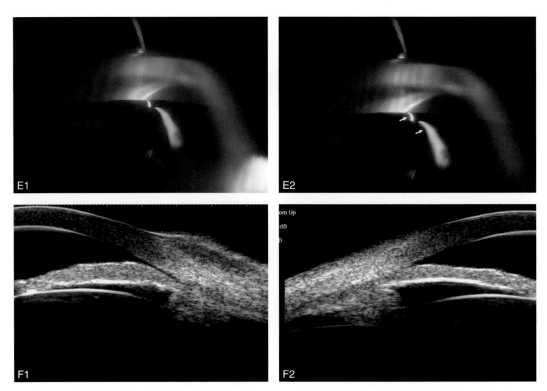

图 3-2-10   高褶虹膜型闭角型青光眼患者的前房角镜像及 UBM 像

A~D. 前房角镜检查：全周关闭，N4；E1、E2. 用窄裂隙光带检查可见典型的特征性的虹膜"双驼峰征"，白色箭头所示（E2），提示高褶虹膜构型；F1、F2. UBM 检查：未见虹膜膨隆，睫状突前旋，可见高褶虹膜构型，周边虹膜呈尖锐角度，房角窄裂隙开放（F1）；虹膜根部插入点位置靠前，房角关闭（F2）。

LPI 是否通畅，双驼峰征都是提示高褶虹膜的有价值体征。即使不做 UBM 检查，通过前房角镜检查双驼峰征就可以提示存在高褶虹膜。虹膜高褶型前房角镜压陷检查需要比单纯瞳孔阻滞更用力才能压开前房角。

（乔春艳）

参 考 文 献

1. 中华医学会眼科学分会青光眼学组，中国医师协会眼科医师分会青光眼学组. 中国青光眼指南（2020 年）[J]. 中华眼科杂志，2020，56：573-586.
2. 中国原发性闭角型青光眼诊治方案的专家共识（2019年）[J]. 中华眼科杂志，2019，55：325-328.
3. YOSHIAKI KIUCHI, TAKASHI KANAMOTO, TAKAO NAKAMURA. Double hump sign in indentation gonioscopy is correlated with presence of plateau iris configuration regardless of patent iridotomy [J]. J Glaucoma, 2009, 18 (2): 161-164.
4. European glaucoma society. Terminology and Guidelines for Glaucoma, 5th Edition [J]. British Journal of Ophthalmology, 2021, 105: 1-169.

第三节   继发性青光眼

一、色素播散综合征和色素性青光眼

【疾病定义】

色素播散综合征（pigment dispersion syndrome，PDS）是由于在眼球运动过程中，后凹的中周部虹膜反复摩擦晶状体悬韧带，导致色素颗粒脱失，随着房水循环沉积于眼前段而引起的一组临床综合征。

色素颗粒沉积于小梁网会引起房水流出通道受阻，若眼压升高进一步引起青光眼性视神经损害和视野缺损，称为色素性青光眼（pigmentary glaucoma，PG）。

【前房角镜表现】

早期 PG 患者，前房角镜检查可以发现周边虹膜呈轻度后凹状态，眼球运动时，可见周边虹膜有轻度震颤，虹膜一般无粘连。色素性青光眼多见于近视患者，可以表现为前房深，周边部虹膜后凹、Krukenberg 梭（较多色素在角膜中央内皮面形成垂直的梭形色素沉着）、晶状体前后囊及悬韧带色素颗粒沉积等。前房角镜下见开放的全周前房角

有浓密、均匀的暗棕色或黑色色素带沉着（一般色素 3~4 级），通常色素沉着区域在功能部小梁网和 Schwalbe 线，严重者非功能部小梁网也可见较多色素沉着。如果 Schwalbe 线前有不均匀色黑的色素沉着，被称为 Sampaolesis 线，也可见于假性剥脱综合征。

图 3-3-1~ 图 3-3-8 展示了四例 PG 患者的裂隙灯前节像和前房角镜像，角膜、虹膜及晶状体的体征每个患者都不一样，但是前房角镜下表现是一样的，都是均匀浓密的特征性的色素沉着。前房角镜检查对 PG 诊断是必须的！

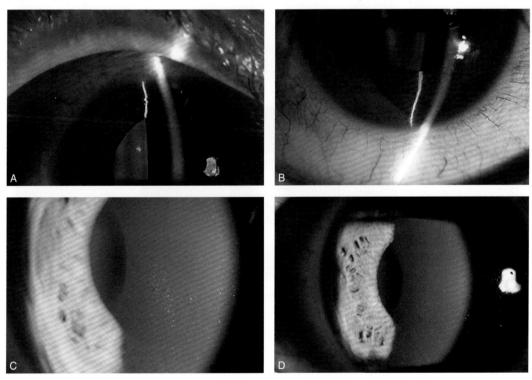

图 3-3-1　**色素性青光眼，病例 1，裂隙灯检查特征性体征**
A、B. 虹膜轻度后凹；C、D. 角膜中央后表面大量色素沉着，形成垂直的梭形（Krukenberg 梭）。

右眼

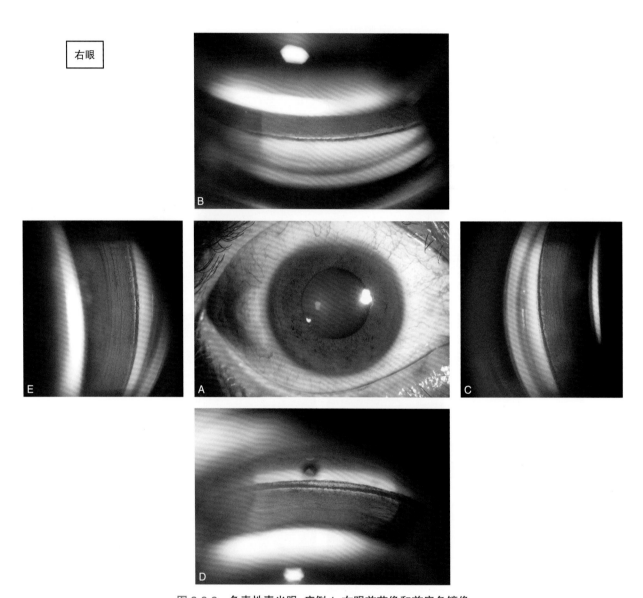

图 3-3-2　色素性青光眼,病例 1,右眼前节像和前房角镜像

A. 右眼前节像;B~E. 全周房角开放,可见浓密、均匀的深棕色素沉着,功能小梁网色素浓密,非功能小梁网色素相对稀疏,
Schwalbe 线有色素沉着,色素 3~4 级。

左眼

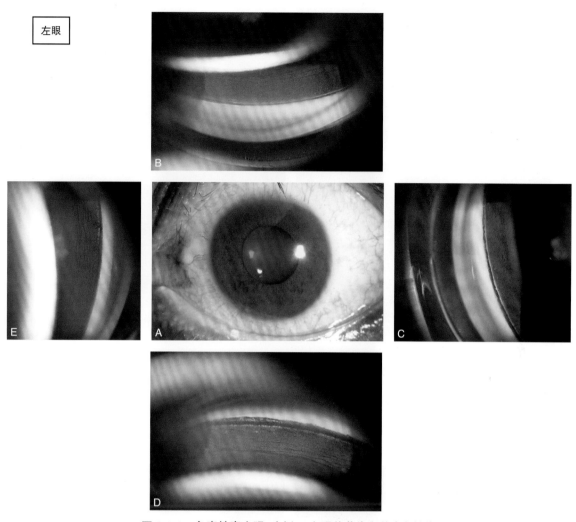

图 3-3-3　色素性青光眼,病例 1,左眼前节像和前房角镜像
A. 左眼前节像;B~E. 全周房角开放,可见浓密、均匀的深棕色素沉着,功能小梁网浓密色素沉着,非功能小梁网相对稀疏色素沉着,Schwalbe 线有色素沉着,色素 3~4 级。

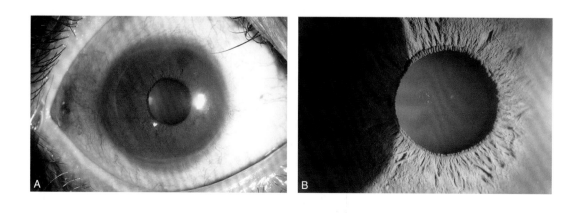

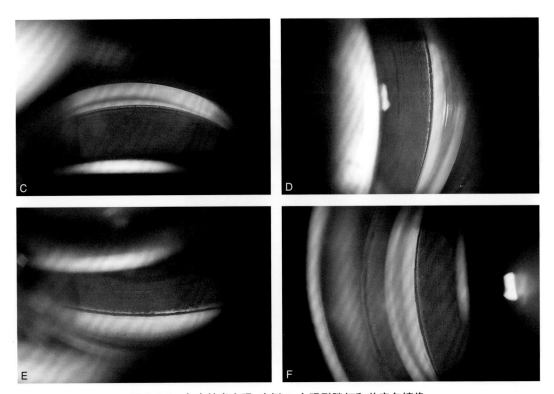

图 3-3-4 色素性青光眼,病例 2,右眼裂隙灯和前房角镜像

A. 前节像;B. 晶状体前囊色素沉着;C~F. 全周房角开放,小梁网大量浓密、均匀的深棕色素沉着,色素 3~4 级。

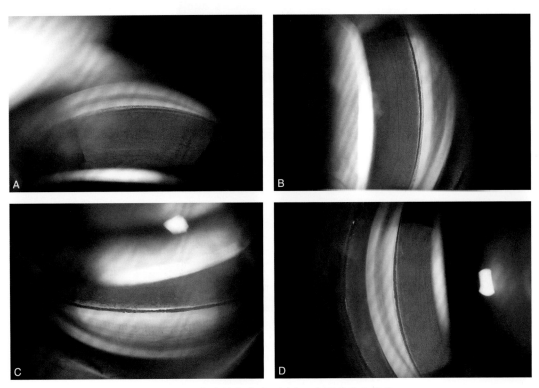

图 3-3-5 色素性青光眼,病例 2,左眼前房角镜像

A~D. 全周房角开放,小梁网大量浓密、均匀的深棕色素沉着,色素 3~4 级。

（一）前房角异常色素沉着

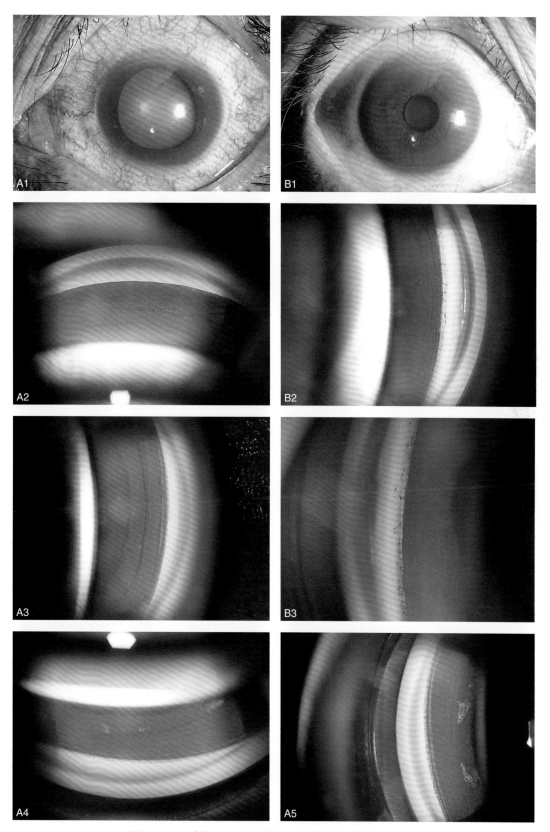

图 3-3-11 病例 1，左眼钝挫伤，双眼前房角镜所见及比较

A1~A5 是受伤的左眼，B1~B3 是正常的右眼；A1. 左眼裂隙灯前节像，外伤性瞳孔散大、白内障、虹膜基质损伤；B1. 右眼裂隙灯前节像，未见异常；A2~A5. 和右眼比较，受伤的左眼前房角全周大量色素沉着，下方（A2）尤甚，色素遮挡巩膜突，色素 4 级；B2、B3. 右眼正常前房角全周开放，N1，色素 0 级，可见稀疏细小梳状韧带。

（二）房角后退

【疾病定义】

眼球受到钝挫伤时，在瞬间外力作用下，睫状体的环行肌和纵行肌发生撕裂，出现房角后退，表现为房角加宽加深。钝挫伤本身可以导致小梁网损伤，可引起急性眼压升高；而房角后退大多数引起慢性小梁网功能障碍，表现为眼压缓慢性升高，称为房角后退性青光眼。有眼球钝挫伤病史的患者，尤其是外伤后出现前房积血伴有急性眼压升高者，房角后退的可能性大，应该尽早做前房角检查，包括前房角镜、UBM 检查或 AS-OCT。房角后退引起的眼压升高大多是眼钝挫伤的晚期并发症，有房角后退者需要长期随访，定期监测眼压，发现眼压升高，及时给予治疗。

【前房角镜表现】

前房角镜下，房角后退表现为：睫状体带加宽，房角隐窝加宽加深，变得钝圆；可见睫状体撕裂，裂隙处可见浅色组织，为巩膜或新形成的纤维组织，或是暴露无色素的葡萄膜组织；虹膜突 / 梳状韧带（如果有的话）消失；小梁网异常色素沉着增多；巩膜突显得异常突出、变白。可能伴随其他眼外伤损伤的表现，比如 PAS、虹膜根部离断、虹膜基质损伤、瞳孔撕裂、外伤性瞳孔散大等。房角后退可以是全周的，也可以出现在任何方位的局部区域。

如果眼外伤没有导致虹膜、瞳孔等损伤，眼前节没有异常体征，如果不做前房角检查，房角后退继发性开角型青光眼很容易被误诊为 POAG。因此开角型青光眼也需要做前房角镜检查，对鉴别原发性和继发性至关重要。

眼外伤大多数是单眼，比较双眼前房角镜检查结果，有利于诊断和鉴别诊断。不能单纯以睫状体带较宽来判断是否存在房角后退。病例 2 就是个很好的例子（图 3-3-12~ 图 3-3-14）：男性患者，16 岁，左眼钝挫伤、继发性青光眼、外伤性瞳孔散大。

前房角镜检查，如果只看到受伤的左眼时，初步印象是周边虹膜前粘连 PAS，部分睫状体带宽窄不均，睫状体带比较宽的部位考虑房角后退的可能性（图 3-3-13）。

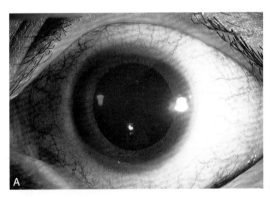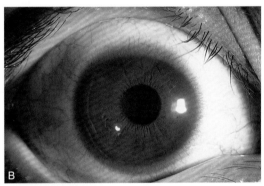

图 3-3-12　病例 2，左眼钝挫伤，双眼前节像
A. 受伤的左眼瞳孔外伤性散大；B. 对侧右眼正常。

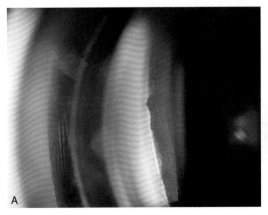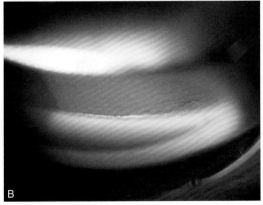

图 3-3-13　病例 2，左眼钝挫伤后前房角镜所见
A. 前房角开放，睫状体带宽窄不均，虹膜根部止于睫状体带或巩膜突，睫状体带较宽的部位考虑房角后退可能性；
B. 前房角开放，大部分虹膜根部附着于巩膜突，局部点状 PAS 于功能小梁网，5：00 位附近睫状体带较宽，考虑房角后退可能性。

但是,当与没有受外伤的右眼相比较时,我们发现该患者右眼正常前房角的睫状体带就比较宽。——比较双眼相同部位的前房角,我们发现左眼外伤后房角主要改变是周边虹膜前粘连(PAS),没有

房角后退(图 3-3-14)。

这个病例充分说明:前房角镜检查一定要双眼检查、进行双眼比较。单眼受伤者双眼检查尤其重要,再次强调这一点!

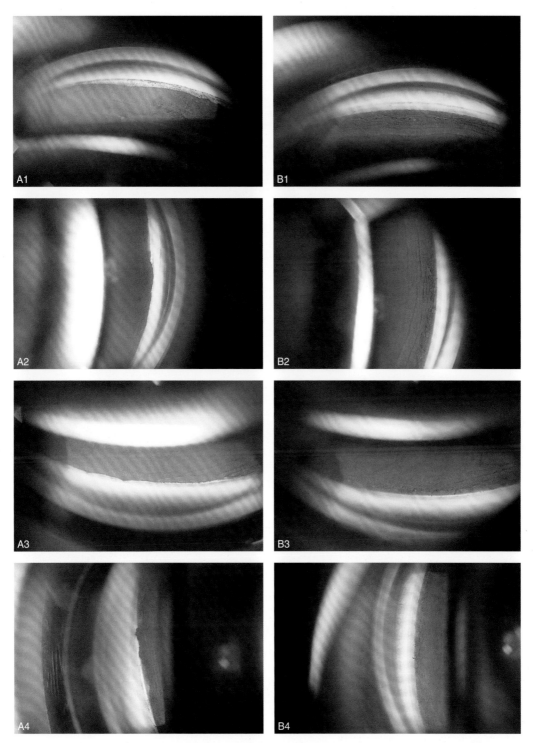

图 3-3-14　病例 2,左眼钝挫伤,双眼前房角镜所见及比较

A1~A4 是受伤的左眼,B1~B4 是正常的右眼;A1~A4. 和右眼比较,受伤的左眼整体全周虹膜根部靠前,周边虹膜前粘连,虹膜根部附着点于巩膜突或睫状体带,7:00 至 9:00 位房角关闭(A1 显示 7:00 至 ~8:00 位 N4,A2 显示 8:00 至 ~9:00 位 N4),下方房角色素 1 级,其余象限色素 0 级;B1~B4. 全周房角开放,色素 0 级,全周睫状体带都较宽。

病例3是典型的单眼钝挫伤导致房角后退，一一比较双眼相同部位的前房角，我们可以清晰地看到房角后退和正常房角的差别（图3-3-15）。

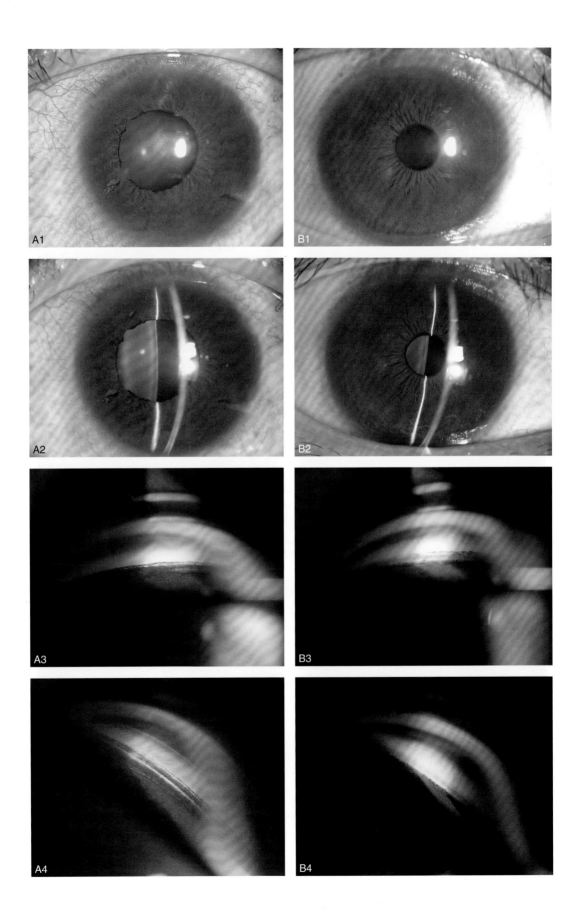

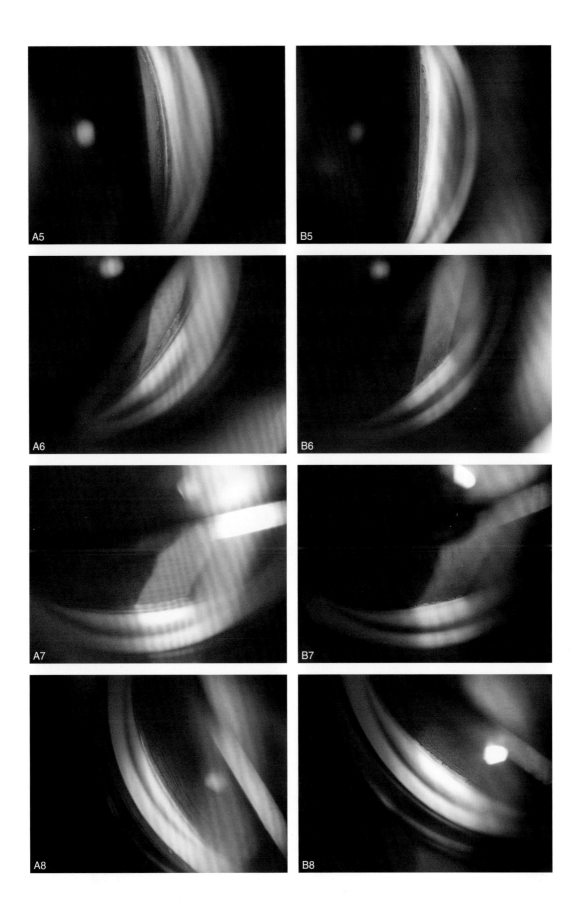

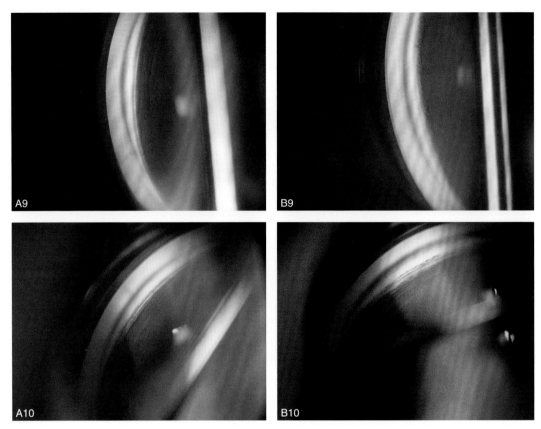

图 3-3-15　病例 3,单眼钝挫伤,双眼前房角镜所见及比较

A1~A10. 受伤眼,B1~B10. 没有受伤的正常眼;A1~A2. 受伤眼前房轻度加深、瞳孔缘撕裂、外伤性瞳孔散大;A3~A8. 和对侧正常眼(B3~B8)比较,从下方 6:00 位顺时针到上方 1:00 位均有前房角后退,表现为:前房角隐窝增宽加深,变得钝圆;睫状体带增宽,可见白色巩膜组织;小梁网色素增加,色素 3 级,A3 显示下方 6:00 位色素 4 级,色素紊乱密集;A9、A10. 和对侧正常眼(B9、B10)比较,未见明显异常,W,色素 0 级;B1~B10. 正常对侧眼,全周房角开放 W,下方色素 1 级,其余色素 0 级,睫状体带全周不宽;A8~A10、B10. 动态压陷检查时,加压下可见 Schlemm 管充血。

病例 4(图 3-3-16)和病例 5(图 3-3-17)都是典型的房角后退,即使不和对侧眼对比,也能做出诊断。

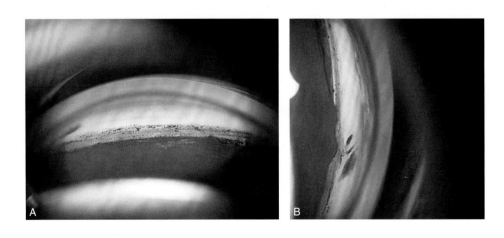

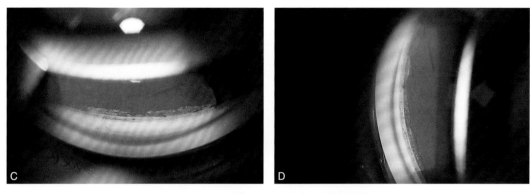

图 3-3-16　病例 4，典型外伤后房角损伤

A. 下方房角开放，睫状体带宽窄不一，整体比较窄，局限点状 PAS 至巩膜突，色素不均匀，色素 2 级，局部可见出血膜；B. 9:00 位 PAS 至小梁网，10:00 位至 9:00 位房角后退，睫状体带加宽，房角隐窝加宽，裂隙处可见浅色组织，巩膜突异常突出变白；局部出血膜，色素 2 级；C. 上方房角后退，睫状体带加宽，房角隐窝加宽加深，裂隙处可见浅色组织，色素 2 级；D. 2:00 位至 4:00 位房角后退，睫状体带加宽，房角隐窝加宽，裂隙处可见浅色组织，大约 2:00 位正常和后退房角的分界点，色素 2 级。

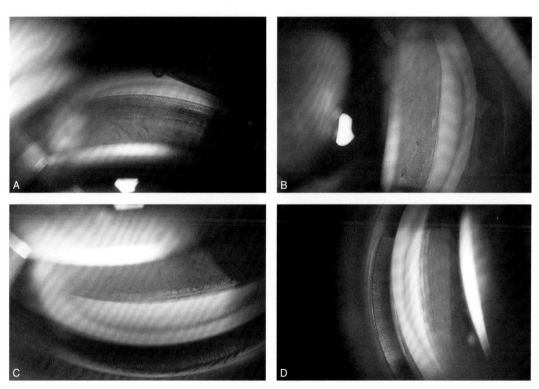

图 3-3-17　病例 5，典型外伤后房角损伤

A~D. 全周房角开放，睫状体带增宽，房角隐窝加宽，可见白色组织，色素紊乱增多，3 级。

病例 6（图 3-3-18~ 图 3-3-20）陈某，男，56 岁，左眼视物模糊 1 年余，当地诊断 POAG，用药控制眼压。既往左眼最高眼压 50⁺mmHg。否认眼部外伤史。查体：裂隙灯检查左眼瞳孔稍大，双眼前房深，其余前节未见明显异常。眼底：右眼未见明显异常，左眼上下盘沿明显变窄、弥漫性视网膜神经纤维层缺损（retinal nerve fiber layer defect，RNFLD）（图 3-3-18）。视野：右眼正常，左眼管视；UBM 提示左眼房角后退（图 3-3-19），前房角镜检查也发现房角后退（图 3-3-20）。

此病例否认眼部外伤史，裂隙灯检查除了左眼瞳孔稍大，未见外伤体征，但是房角镜和 UBM 检查均提示房角后退，修正诊断为左眼房角后退继发性青光眼。当一只眼青光眼晚期，另一只眼完全正常时，一定要认真检查以除外继发性青光眼。

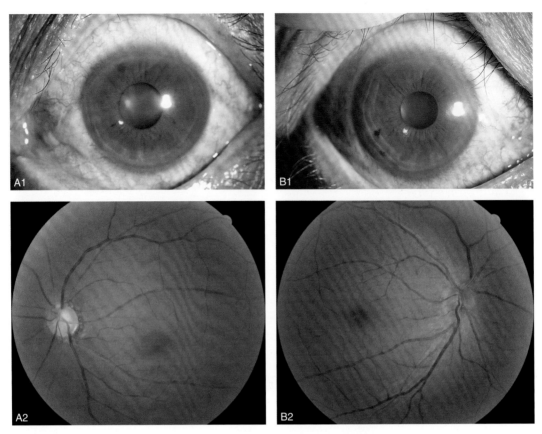

图 3-3-18 病例 6,双眼前节像、眼底像

A1、B1. 双眼前节像未见明显异常,左眼瞳孔稍大;A2. 左眼上下盘沿明显变窄、弥漫性 RNFLD;B2. 右眼底未见明显异常,双眼病情反差特别大时(一只眼晚期,一只眼正常),需要仔细全面检查,以除外继发性青光眼。

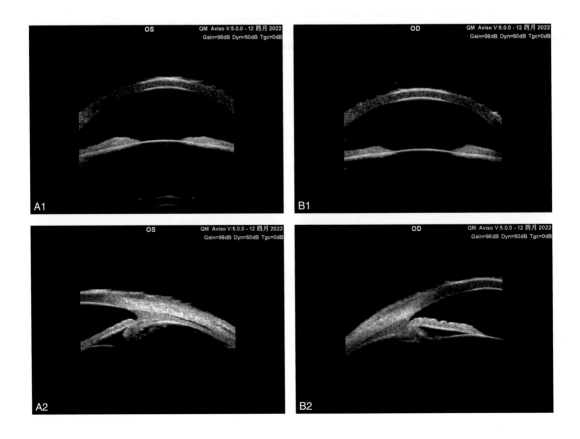

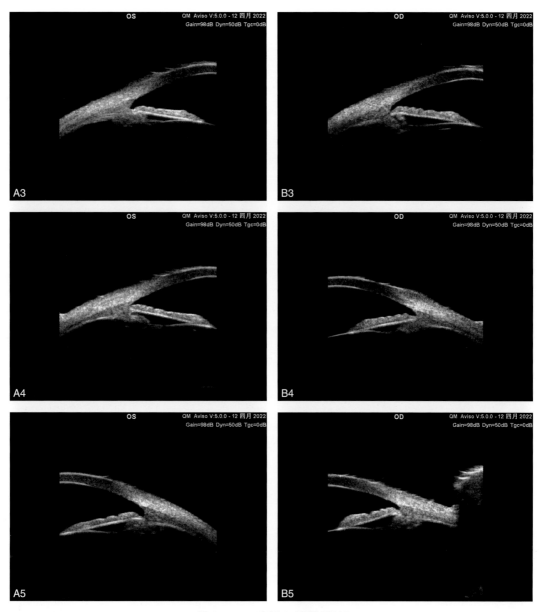

图 3-3-19　病例 6,双眼 UBM

A1~A5 是左眼,B1~B5 是右眼;A1、B1. 双眼前房轴深中深;A2~A5、B2~B5. 方位依次是 12:00 位、3:00 位、6:00 位、9:00 位;A2~A5. 左眼全周房角开放,除了 6:00 位(A4),其他方位房角钝圆增宽,提示房角后退;A2. 睫状体和巩膜间可见浅间隙,提示睫状体浅脱离;B2~B5. 右眼房角开放。

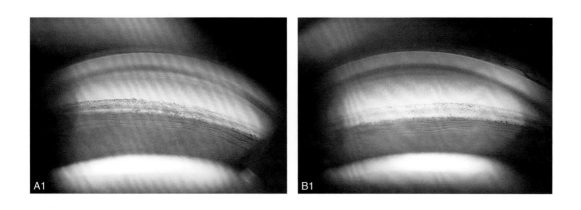

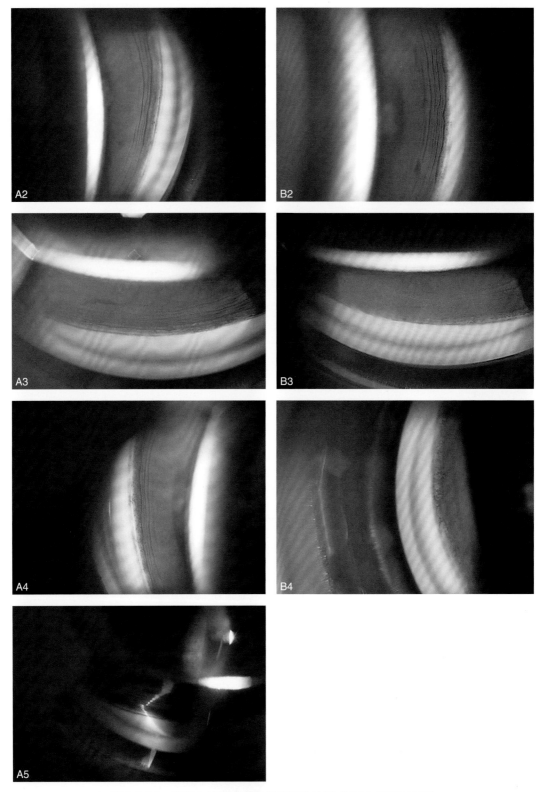

图 3-3-20　病例 6,双眼前房角镜所见及比较,提示左眼房角后退

A1~A5 是左眼,B1~B4 是右眼;A1~A4、B1~B4. 双眼全周房角开放,色素 1~2 级,左眼色素比右眼多;A1. 左眼下方房角宽,开放,色素 2 级,与正常右眼相同部位比较(B1),色素较多;A2~A4. 左眼上方(A3)、鼻侧(A2)和颞侧(A4)睫状体带增宽,可见白色巩膜组织;上方和鼻侧尤为明显;A5. 左眼裂隙光带检查见房角隐窝增宽加深,睫状体带增宽,色素均匀 2 级;B4. 右眼鼻侧房角 N1,可见梳状韧带,色素 2 级。

病例7（图3-3-21）项某某，男，34岁，2021年11月右眼钝挫伤，2021-12-30行右眼睫状体离断缝合术（具体部位不详）；睫状体离断缝合术后半个月出现眼压高，最高57mmHg，现用口服药联合3种降眼压药水，右眼压36mmHg。

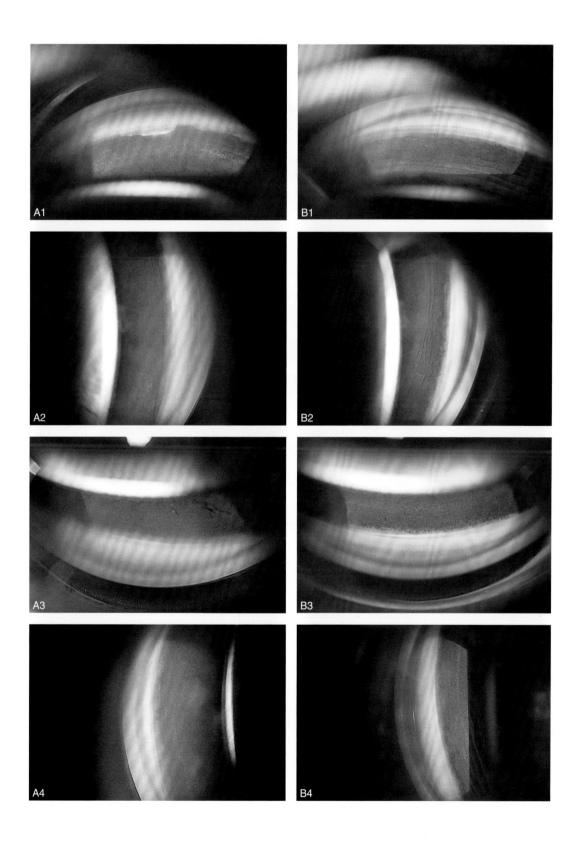

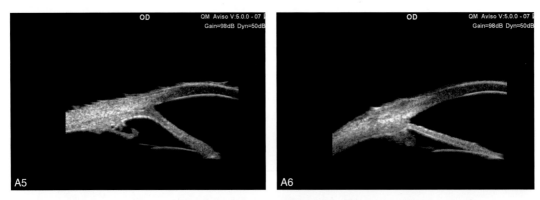

图 3-3-21 病例7,右眼钝挫伤,睫状体离断缝合术后,双眼前房角镜像及 UBM 图

A1~A4. 受伤的右眼;B1~B4. 对侧左眼正常;A1. 受伤眼下方 6:00 位左右巩膜突异常突出变白,6:00 位
至 5:00 位局限 PAS 至 Schwalbe 线(N4)或至小梁网(N3),6:00 位至 7:00 位大部分虹膜根部附着于巩膜突
(N2),色素 1 级,估计睫状体离断缝合部位在此;A2~A4. 图像欠清晰,和对侧正常眼(B1~B4)比较,受伤眼睫
状体带异常增宽;提示房角后退,色素 1 级;A5. 6:00 位 UBM 见周边虹膜与角膜相贴,遮挡巩膜突,提示
PAS;同图 A1 前房角镜检查相符;A6. 9:00 位 UBM 房角钝圆、开放,提示房角后退;B1~B4. 对侧眼全周
房角开放,结构清晰,睫状体带可见但不宽,色素 1 级。

病例8,孙某某,男,43 岁,既往史:数年前左眼
被泥块击伤,5 年前当地诊断 POAG。矫正视力:右
眼 1.0,左眼 0.4。眼压:右眼 12mmHg(不用药),左
眼 14mmHg(用 3 种降眼压滴眼液)。裂隙灯检查

和眼底检查见图 3-3-22:双眼前房深,左眼瞳孔缘小
撕裂,晶状体清。眼底:左眼上下盘沿明显变窄,上
下 RNFLD。视野:左眼上方鼻侧阶梯、下方中心暗
点。右眼眼底和视野检查基本正常。

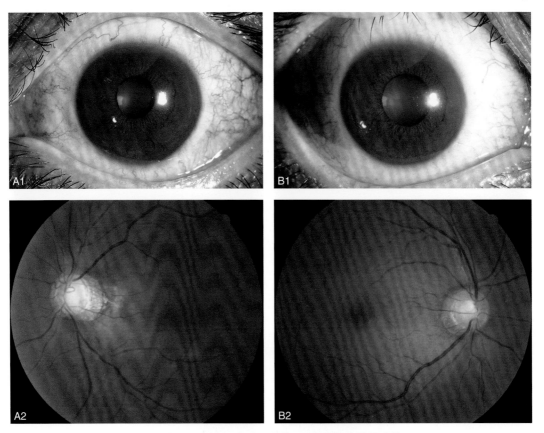

图 3-3-22 病例8,左眼钝挫伤,双眼前节像及眼底缘

A1. 受伤的左眼裂隙灯像:10:00 位瞳孔缘轻度撕裂;A2. 左眼上下盘沿明显变窄,上下 RNFLD;B1. 对
侧右眼前节像:未见异常;B2. 右眼底未见异常。

左眼是青光眼性改变。因为有明确外伤史,不能除外外伤继发性青光眼。

前房角镜检查如果仅看受伤的左眼,因为睫状体带较宽,且宽窄不一,怀疑房角后退;但是双眼各个方位一一比较,发现双眼基本对称,全周房角开放,双眼睫状体带均较宽,色素0级(图3-3-23)。受伤的左眼未见明确异常房角表现,不能诊断房角后退。

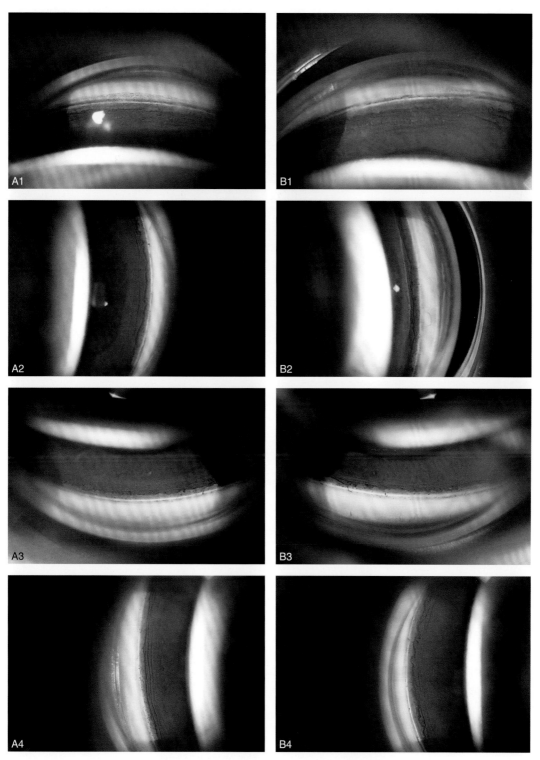

图 3-3-23　病例 8,左眼钝挫伤,双眼前房角镜所见及比较

A1~A4 是受伤的左眼,B1~B4 是正常的右眼;双眼各个部位进行比较:上下左右、鼻侧(A2、B4)、颞侧(A4、B2);双眼基本对称,全周房角开放,全周睫状体带都较宽,鼻侧(A2、B4)睫状体带宽窄不一,色素0级。

病例9（图3-3-24），胡某某，男，13岁，2022年4月9日左眼被玩具枪子弹击伤，伤后视力下降、眼压高，最高眼压68mmHg，当地医院诊断前房积血，行左眼前房冲洗术，现用口服药联合3种降眼压药水，右眼压33mmHg。查体：左眼角膜清，前房深，瞳孔散大不圆，晶状体清；前房角镜检查可见下方5：00位至7：00位出血膜遮挡部分房角，4：00位至5：00位房角正常，其余均有程度不等的房角后退；

右眼房角未见异常。

扫描二维码，观看双眼前房角镜检查视频（受伤左眼见视频二维码3-3、对侧正常右眼见视频二维码3-4）。

二维码3-3

二维码3-4

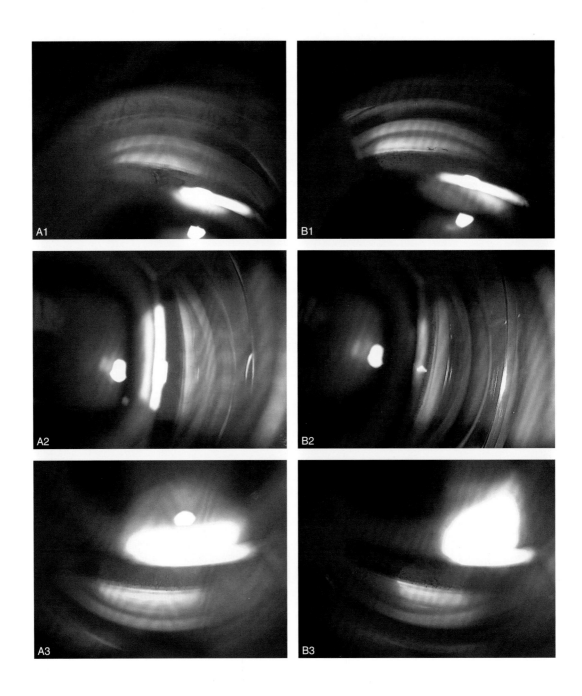

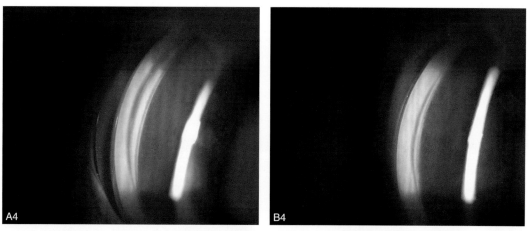

图 3-3-24　病例 9，左眼钝挫伤，前房积血，前房冲洗术后双眼前房角镜所见及比较

A1~A4. 受伤的左眼房角：下方 6：00 位附近出血膜遮挡部分房角（A1），4：00 位左右向下的房角正常开放（A4），和正常右眼相比，左眼其余各部位均有程度不等的睫状体带增宽，房角后退，色素 1~2 级；
B1~B4. 右眼房角未见异常，全周开放，睫状体带均较窄，色素 0~1 级。

（三）虹膜根部离断（图 3-3-25）

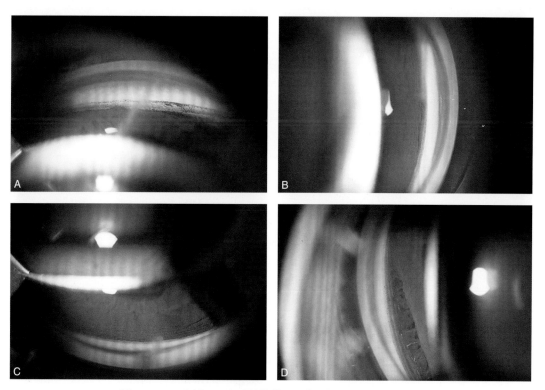

图 3-3-25　病例 10，右眼钝挫伤，虹膜根部离断，前房角镜像

A. 下方 6：00 位局限点状 PAS 至色素小梁网，其余房角 N2，色素不均匀，2 级；B. 颞侧房角 N1~N2，色素 1 级，房角开放；C. 上方房角 N1~N2，色素 1 级，房角开放；D. 鼻侧房角 3：00 位至 5：00 位虹膜根部离断，睫状突清晰可见，W，色素 2 级；2：00 位至 3：00 位 W，睫状体带较宽，色素 2 级。

（于洁医生提供病例）

（四）前房角异物

病例 11（图 3-3-26），女，38 岁，主诉"右眼虹膜炎反复发作半年"。既往史：半年前打栗子时异物入右眼，于外院行异物取出联合前房冲洗术。查体：视力双眼 1.0；眼压，右眼 19mmHg，左眼 20mmHg；裂隙灯检查发现 7：00 位周边前房针刺样棕色异物，前房角镜检查又发现了 2 个裂隙灯检查没有发现的异物，后经证实异物是毛毛虫刺。

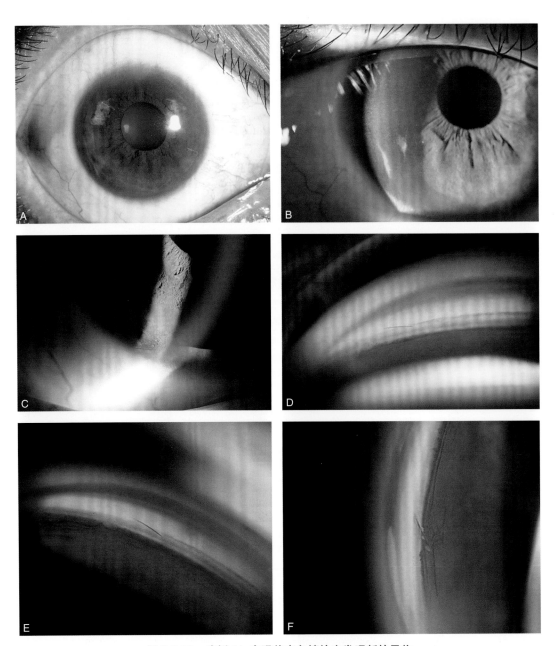

图 3-3-26　病例 11，右眼前房角镜检查发现新的异物

A～C. 裂隙灯前节像；D～F. 前房角镜像；A. 角膜清，颞下角膜局限小范围混浊，颞上虹膜局限脱色素，晶状体透明；B. 角膜颞下方局限窄细状混浊，晶状体透明；C. 大约 7：00 位周边前房可见线状棕色异物；D. 前房角镜检查与图 C 对应部位，约 7：00 位可见线状棕色异物；下方房角开放，色素 1 级；E. 前房角镜检查发现下方 5：00 位也有类似的异物；房角开放，色素 1 级；F. 前房角镜检查又发现 3：00 位也有类似的异物，异物周围有炎性包裹；颞侧房角开放，色素 0 级。

（周军和杨婧研医生提供病例）

（乔春艳）

四、虹膜角膜内皮综合征

【疾病定义】

虹膜角膜内皮综合征（iridocorneal endothelial syndrome，ICE syndrome），简称 ICE 综合征，顾名思义是病变累及虹膜、角膜内皮及前房角的继发性青光眼。通常根据虹膜病变特点分为三种类型：Chandler 综合征、原发性或进行性虹膜萎缩和虹膜痣综合征（Cogan-Reese syndrome），但三者可相互重叠。其共同特点是角膜内皮的特征性异常。ICE 综合征确切病因不明，认为是由于异常的角膜内皮进行性增生并分泌异常基底膜，覆盖小梁网并到达虹膜表面，异常膜的收缩导致进行性房角关闭，可出现虹膜裂孔、虹膜结节及瞳孔改变。角膜内皮的改变是特征性的，有助于诊断。

角膜内皮细胞的改变是特征性的，可作为确诊依据（图 3-3-27~ 图 3-3-34）。裂隙灯检查，早期角膜内皮呈银箔样反光。角膜内皮镜检查，随病情进展内皮细胞逐渐丧失正常六边形的细胞结构，本应为暗区的细胞间隙变为亮区，本应为亮区的细胞内部变为暗区，表现为"黑白倒置""黑心"细胞，被称为 ICE 细胞。角膜共聚焦显微镜：内皮细胞核反光增强。

【前房角镜表现】

ICE 综合征继发青光眼，早期前房角是开放的，随着病情发展，房角进行性关闭，中晚期表现为闭角型青光眼（图 3-3-27~ 图 3-3-34）。开放的房角可见分布不均的、异常的、黑色的色素沉着，非虹膜颜色、近脉络膜睫状体的颜色，类似煤渣样；随病情发展最常见的房角表现是周边虹膜前粘连，此粘连不同于原发性闭角型青光眼，粘连可以越过 Schwalbe 线，甚至到周边角膜。Cogan-Reese syndrome 患者前房角镜下还可见周边虹膜痣样改变。

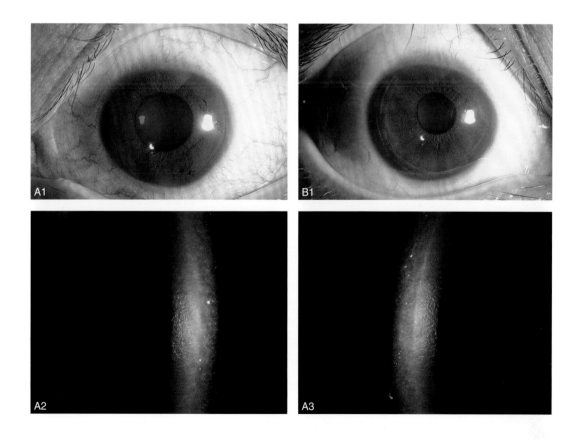

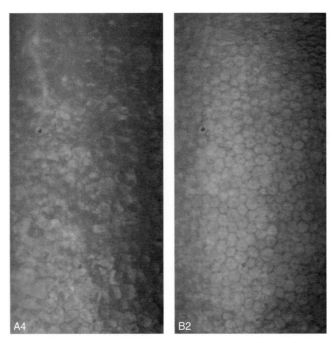

图 3-3-27　病例 1,ICE 综合征,前节像和角膜内皮像

A1、B1. 左眼 ICE 综合征(A1),与正常右眼(B1)比较,虹膜基质部分萎缩,周边虹膜前粘连;A2、A3. 左眼角膜内皮银箔样反光;A4. 左眼角膜内皮镜检查:大部分角膜内皮细胞丧失了正常六边形的细胞结构,表现为结构紊乱、"黑白倒置""黑心"的 ICE 细胞;B2. 右眼角膜内皮镜检查:内皮细胞结构清晰、排列紧密。

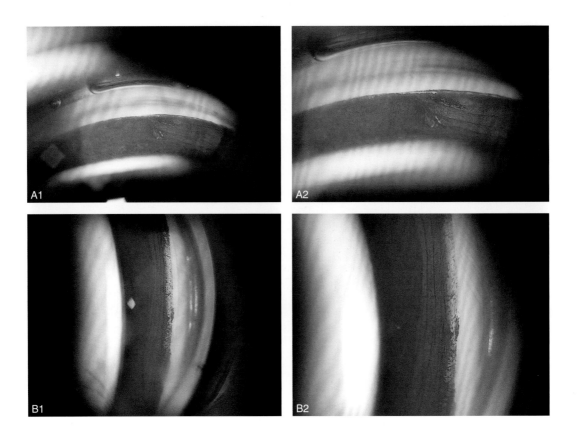

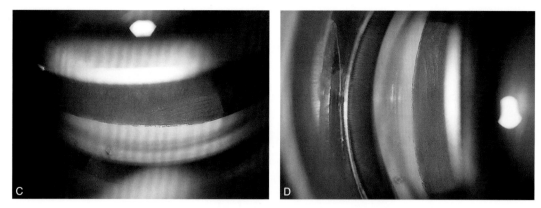

图 3-3-28　病例 1，ICE 综合征，左眼前房角镜像

全周房角黑色煤渣样色素沉着，分布不均；A1、A2. 下方房角周边虹膜前粘连，N3；较多异常色素沉着，色素 4 级；B1、B2. 鼻侧异常色素沉着不均匀，色素 2~3 级；可见部分小梁网，N2~N3；C、D. 上方、颞侧房角：致密异常黑色色素遮挡巩膜突、小梁网，色素 4 级。

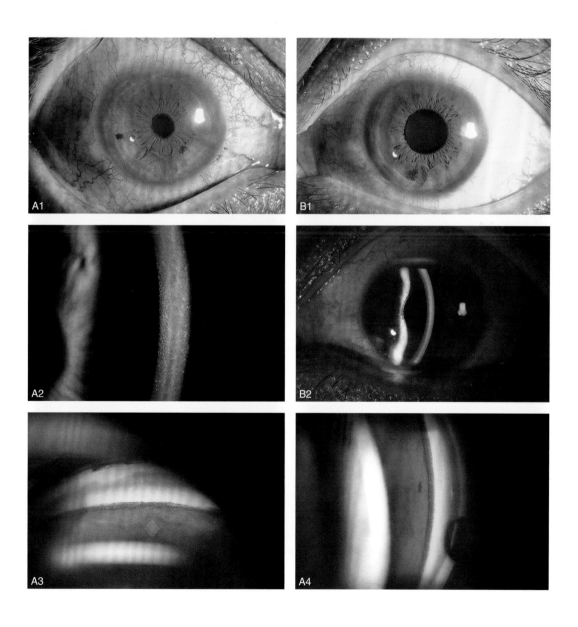

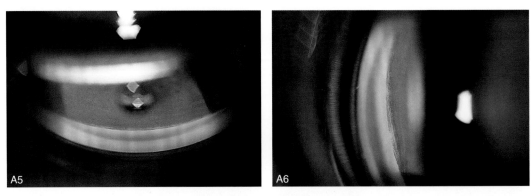

图 3-3-29　病例 2,右眼 ICE 综合征,Chandler 综合征

A1. 右眼前节像:角膜清,虹膜未见明显异常;A2. 右眼角膜内皮银箔样反光;B1、B2. 左眼前节像:角膜清,虹膜、角膜内皮未见异常、前房中深;A3~A6. 右眼全周房角异常色素沉着,下方 6:00 位周边虹膜点状前粘连。

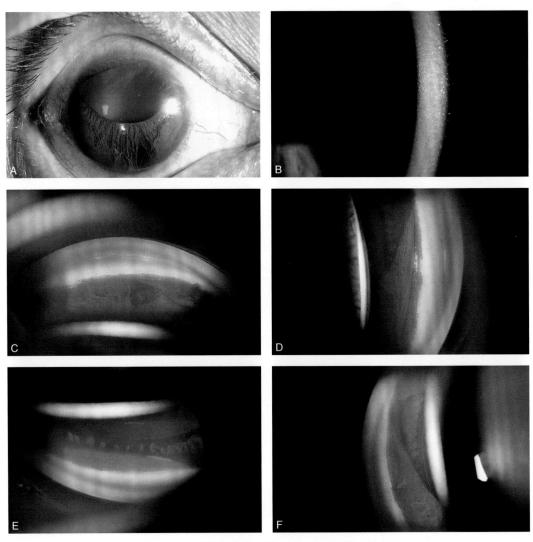

图 3-3-30　病例 3,右眼 ICE 综合征,进行性虹膜萎缩

A. 前节像:角膜清,虹膜萎缩,5:00 位至 6:00 位虹膜裂孔,瞳孔缘色素外翻,瞳孔散大不规则;B. 角膜内皮银箔样反光;C. 下方房角异常黑色色素沉着,看不到正常巩膜突、小梁网;周边虹膜前粘连,虹膜萎缩、裂孔,破絮样;D. 颞侧房角异常黑色色素沉着;E、F. 上方和鼻侧房角周边虹膜前粘连,瞳孔缘色素外翻,瞳孔散大,可见睫状突。

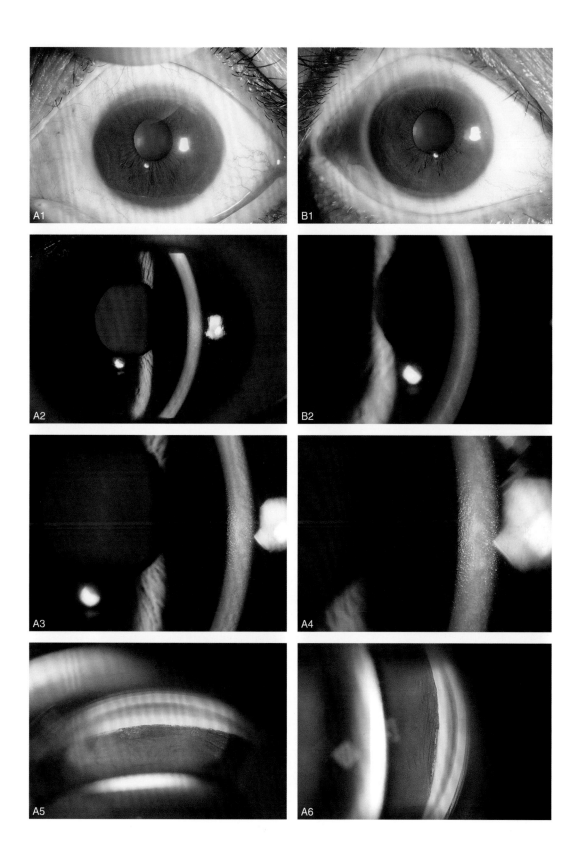

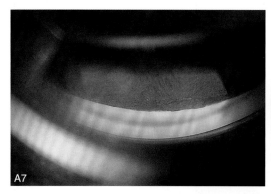
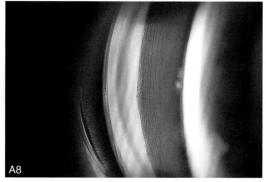

图 3-3-31　病例 4，左眼 ICE 综合征，Chandler 综合征

A1. 左眼前节像：角膜清，虹膜基质萎缩，周边虹膜前粘连；B1. 右眼前节像：未见异常；A2~A4. 左眼角膜内皮银箔样反光，从 A2 到 A4 放到倍率逐渐增大；B2. 右眼正常角膜内皮；A5. 下方房角异常黑色色素沉着，周边虹膜局限前粘连；周边虹膜色素紊乱；A6. 鼻侧房角异常黑色色素沉着，周边虹膜局限前粘连至 Schwalbe 线；A7. 上方房角周边虹膜萎缩、广泛前粘连，部分有越过 Schwalbe 线的趋势；A8. 颞侧房角异常致密黑色色素沉着，看不清巩膜突、小梁网。

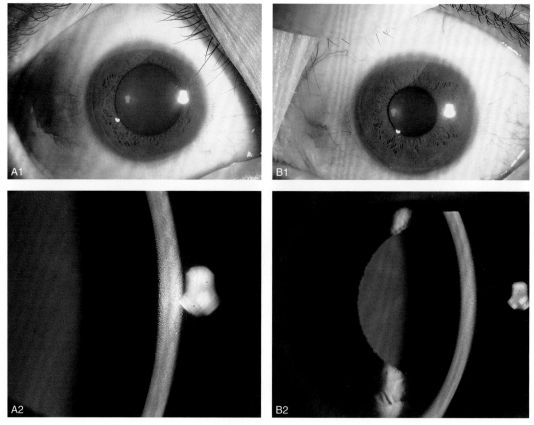

图 3-3-32　病例 5，右眼 ICE 综合征，Chandler 综合征，早期双眼前节像比较

A1. 右眼前节像：角膜清，没有水肿，瞳孔轻度散大，虹膜未见明显异常；B1. 左眼前节像：未见异常；A2. 右眼角膜内皮银箔样反光；B2. 左眼角膜内皮正常。

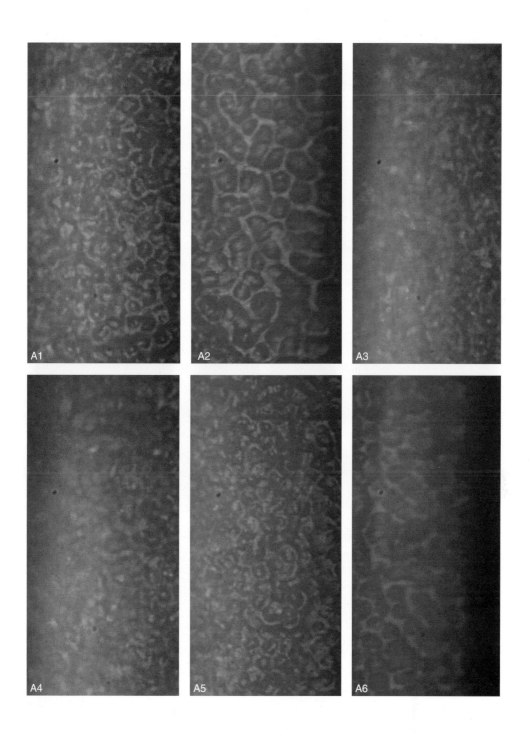

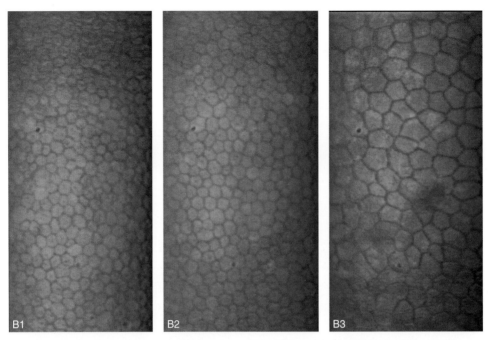

图 3-3-33 病例 5,右眼 ICE 综合征,Chandler 综合征,早期双眼角膜内皮镜图像比较

A1~A6. 右眼患眼不同部位角膜内皮镜检查图像,角膜内皮丧失了正常六边形的细胞结构,表现为结构紊乱、"黑白倒置""黑心"的 ICE 细胞;B1~B3. 左眼正常眼不同部位角膜内皮细胞结构清晰、排列紧密。

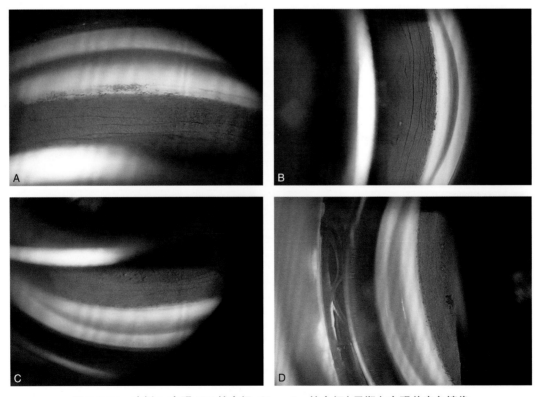

图 3-3-34 病例 5,右眼 ICE 综合征,Chandler 综合征(早期),右眼前房角镜像

此例患者右眼角膜内皮弥漫可见典型的 ICE 细胞,但是前房角除了下方局部有异常色素沉着,大部分房角均正常;A. 下方房角 W,6:00 位至 7:00 位局部异常色素沉着;B~D. 颞侧、上方、鼻侧房角 W,色素 0 级,可见稀疏梳状韧带。

(乔春艳)

五、葡萄膜炎继发性青光眼

【疾病定义】

葡萄膜炎继发性青光眼在临床比较常见，眼压升高有三种机制：①炎症本身所致，比如血-房水屏障破坏导致炎症细胞、蛋白、渗出等堵塞小梁网；小梁网炎症出现水肿等；②炎症的并发症导致眼压升高，比如广泛周边虹膜前粘连导致房角关闭；广泛后粘连、瞳孔闭锁、虹膜膨隆导致房角关闭等；③治疗中使用激素导致的眼压升高。

【前房角镜表现】

由于眼压升高发病机制不同，前房角镜检查所见各有不同（图3-3-35~图3-3-43）。轻度的葡萄膜炎、激素继发的青光眼前房角外观可以是正常的；反复发作的葡萄膜炎最常见前房角表现是异常的不均匀的色素沉着（棕色或深褐色）、周边虹膜前/后粘连。

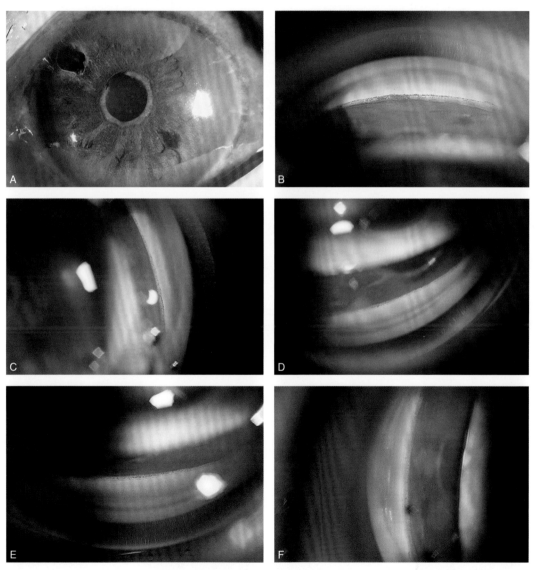

图3-3-35　病例1，左眼葡萄膜炎继发性青光眼周边虹膜切除术后，前节像和前房角镜像
A. 前节像：结膜混合充血，角膜清，虹膜基质萎缩，全周后粘连，瞳孔圆，瞳孔缘周围机化膜，10：00位虹膜周切口通；B. 下方前房角看不清巩膜突，可见部分功能小梁网，Scheie分级不典型N2~N3；6：00位至7：00位局部色素异常增多，色素3级，其他部位色素1级；Schwalbe线色素沉着；C~F. 仅见部分小梁网，N3，可见分布不均的棕色色素。

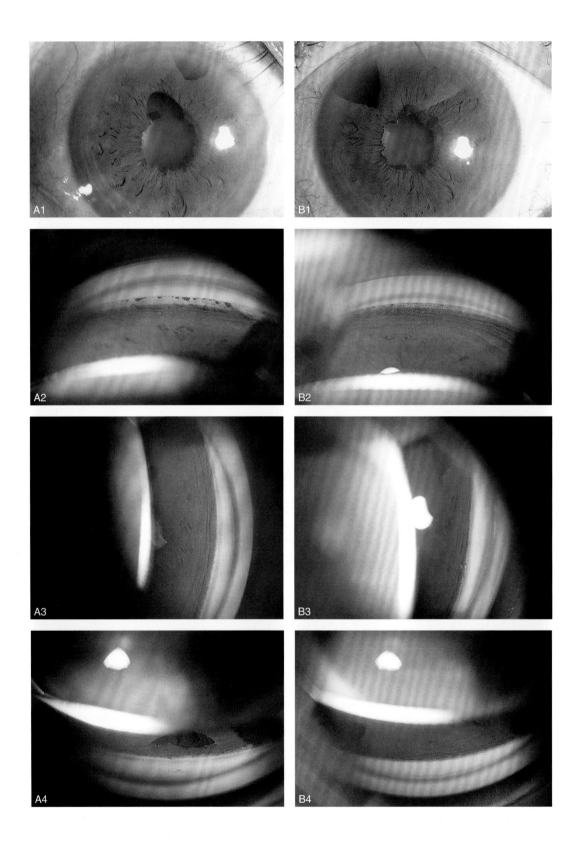

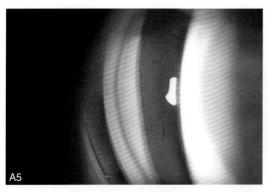
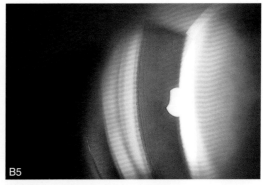

图 3-3-36　病例 2,双眼葡萄膜炎周边虹膜切除术后,双眼前节像和前房角镜像

A1~A5 是右眼,B1~B5 是左眼;A1、B1. 双眼虹膜周切口通,虹膜广泛后粘连;A2. 下方局限多处点状 PAS 至巩膜突,房角开放,W~N1;Schwalbe 线上异常色素沉着,不均匀分布;小梁网色素 1 级;A3~A5. 房角开放,W,色素 0 级;A4. 可见虹膜周切口通;B2~B5. 全周房角开放,下方色素 1 级,其余象限色素 0 级;B3、B4. 都可见虹膜周切口通。

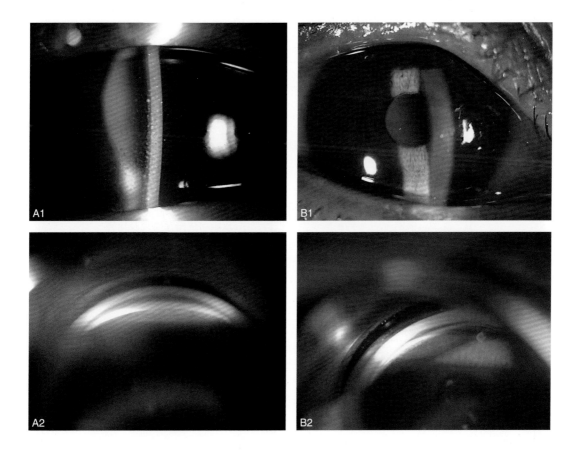

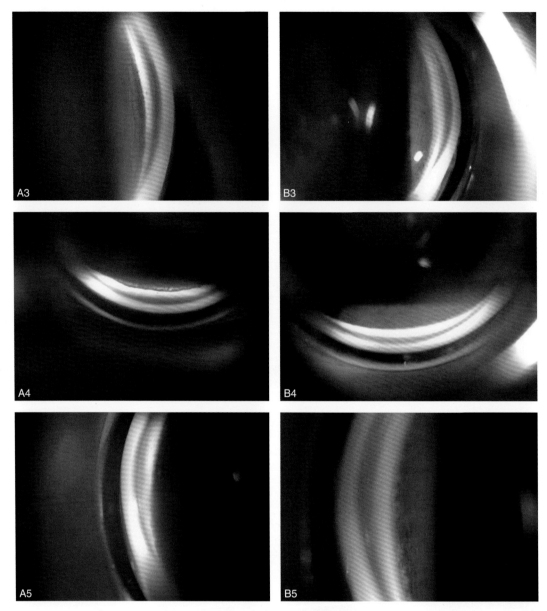

图 3-3-37　病例 3,左眼葡萄膜炎继发性青光眼,双眼前房角镜所见及比较

A1~A5 是左眼葡萄膜炎继发性青光眼,B1~B5 是正常的右眼;A1. 角膜后大量 KP;A2~A5. 全周房角开放,和右眼比较异常色素增多,色素 3~4 级;B1. 右眼前节未见异常;B2~B5. 右眼全周房角开放,色素0~1 级。

（陈琛医生提供病例）

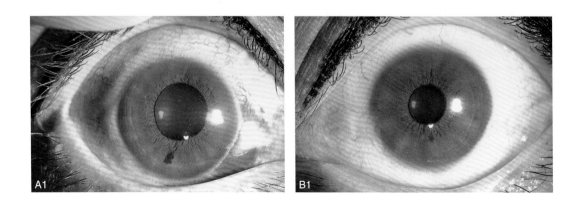

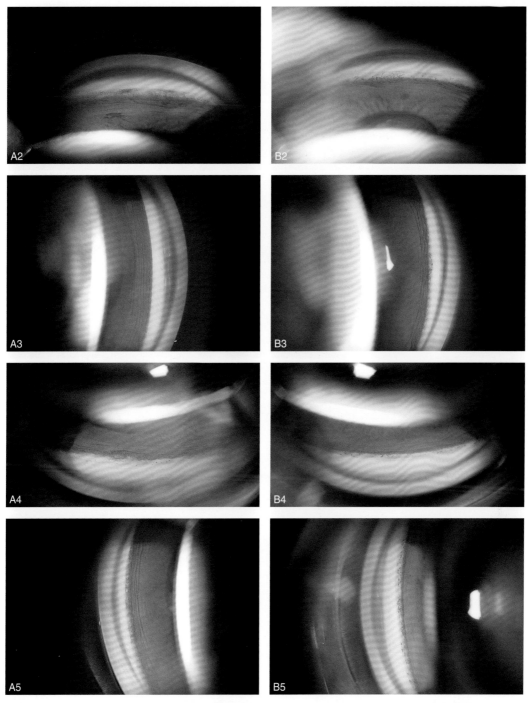

图 3-3-38　病例 4, 右眼疱疹病毒性葡萄膜炎继发性青光眼, 双眼前节和前房角镜像

A1~A5 是右眼葡萄膜炎, B1~B5 左眼正常; A1. 右眼结膜下出血(注射后), 角膜后较多羊脂状 KP, 瞳孔散大; A2. 下方房角开放, Schwalbe 线上异常不均匀色素沉着, 小梁网色素 1 级; A3~A5. 房角开放, W, 色素 0 级; A4. 上方 12:00 位周边虹膜局部异常, 基质疏松脱色素; A5. 鼻侧房角像欠清晰, 可见梳状韧带; B1. 左眼前节未见异常; B2~B5. 全周房角开放, 各个象限均可见稀疏梳状韧带, 色素 0 级。

（王红医生提供病例）

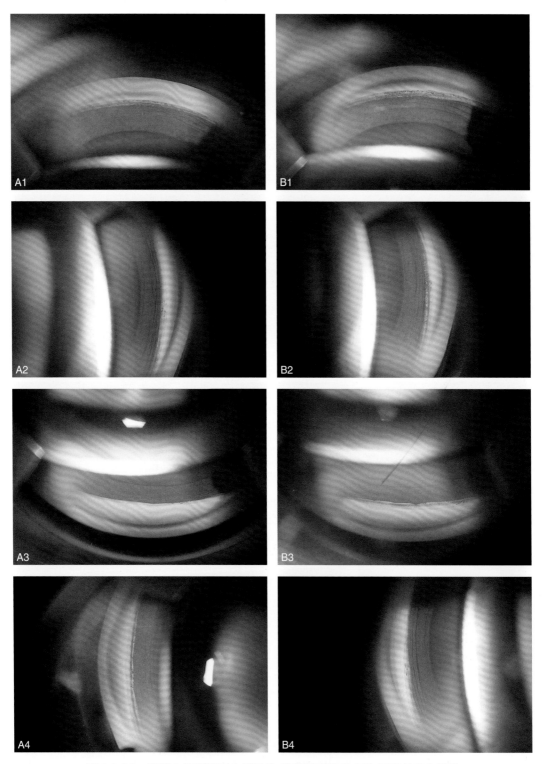

图 3-3-39 病例 5,双眼原田小柳氏病,激素继发性青光眼,双眼前房角镜像
A1~A4 是右眼,B1~B4 是左眼;双眼前房角全周开放,左眼上方(B3)局限点状 PAS;双眼色素不均匀:双眼下方(A1、B1)、鼻侧(A4、B2)和左眼上方(B3)色素较多,2~3 级;右眼上方(A3)和双眼颞侧尤其是颞上(A2、B4)色素 0 级。

(王红医生提供病例)

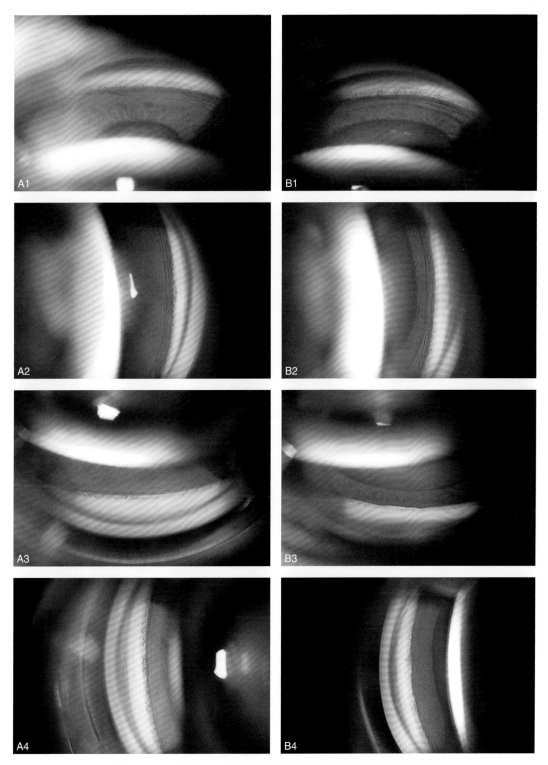

图 3-3-40　病例 6，左眼青光眼睫状体炎综合征，双眼前房角镜像

A1~A4 是左眼青光眼睫状体炎综合征，B1~B4 是正常的右眼；双眼前房角全周开放，各个象限均可见稀疏梳状韧带，双眼色素 0~1 级；双眼比较，左眼房角未见异常。

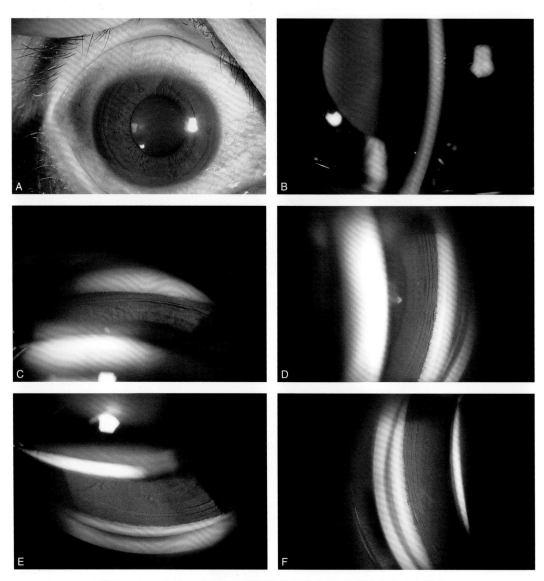

图 3-3-41 病例 7,右眼青光眼睫状体炎综合征,前节像和前房角镜像

A. 角膜清,虹膜未见异常,瞳孔圆;B. 角膜后羊脂状 KP1 个;C~F. 前房角全周房角开放,N1~N2,未见明显异常,色素 0 级。

(王红医生提供病例)

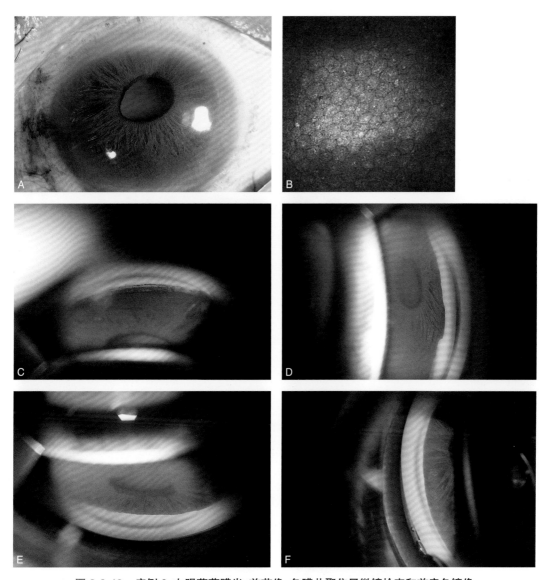

图 3-3-42　病例 8,左眼葡萄膜炎,前节像、角膜共聚焦显微镜检查和前房角镜像

A. 角膜清,虹膜基质广泛萎缩,瞳孔不圆,周边虹膜前粘连;前节类似 ICE 综合征的表现;B. 角膜共聚焦显微镜检查提示角膜内皮细胞未见 ICE 细胞,排除了 ICE 综合征的诊断;C. 下方房角 N2,不规则大量色素沉着,色素 4 级;5:00 至 4:00 位周边虹膜前粘连;D~F. 其余 3 个象限广泛周边虹膜前粘连,越过 Schwalbe 线,房角关闭;此病例裂隙灯和前房角镜检查都类似 ICE 综合征的表现,但角膜内皮镜和共聚焦显微镜检查均未见 ICE 细胞,排除了 ICE 综合征的诊断,临床上需要综合多个检查后做出正确诊断。

（王红医生提供病例）

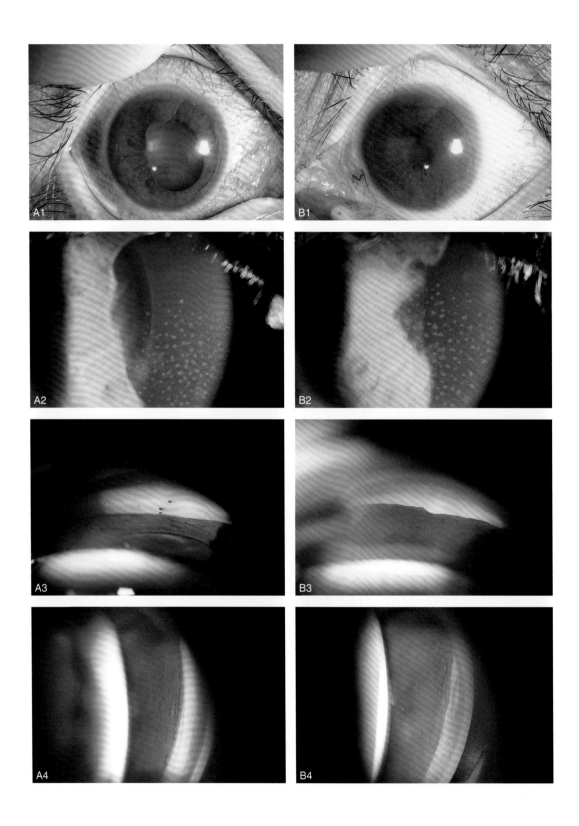

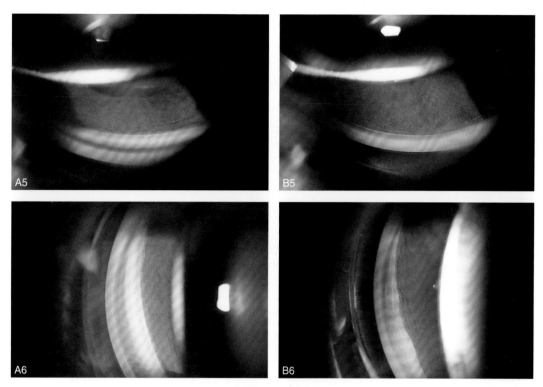

图 3-3-43　病例 9，双眼葡萄膜炎，前节像和前房角镜像

A1~A6 是右眼，B1~B6 是左眼；A1. 右眼结膜混合充血，角膜清，KP+++，虹膜萎缩、后粘连，瞳孔散大不圆固定；B1. 左眼结膜充血，角膜清，KP+++，虹膜萎缩、广泛后粘连、局限前粘连，瞳孔不圆固定；A2、B2. 双眼角膜清，大量羊脂状 KP，虹膜萎缩、后粘连，瞳孔不圆；A3~A6. 右眼下方房角关闭，N4，局限巩膜点状色素沉着；其余象限房角开放，W~N1；小梁网色素 0 级；B3~B6. 全周广泛周边虹膜前粘连，越过 Schwalbe 线，全周关闭。

（王红医生提供病例）

（乔春艳）

六、剥脱综合征

【疾病定义】

剥脱综合征（exfoliation syndrome）又称假性囊膜剥脱综合征（pseudoexfoliation syndrome，PEXS）。因为基底膜异常产生的灰白色物质沉积在囊膜，表现好似囊膜剥脱下来，但不是真正的剥脱，故称为假性囊膜剥脱。瞳孔缘、晶状体前囊等灰白色沉着物为本病特征性表现。本病是年龄相关性疾病，老年发病，单眼或双眼发病。如果继发青光眼被称为剥脱性青光眼或假性剥脱性青光眼。多数因为小梁网上灰白碎屑剥脱物和色素沉积而继发开角型青光眼，少数是由于晶状体悬韧带松弛、晶状体虹膜隔前移而继发闭角型青光眼。

【前房角镜表现】

房角大部分是开角，可见较多色素沉着，但分布不均匀（图 3-3-44）；偶尔可见灰白剥脱碎屑，偶尔可见 Sampaolesis 线（图 3-3-44C）；如果因悬韧带松弛导致闭角型青光眼，可以表现为房角狭窄甚至关闭。

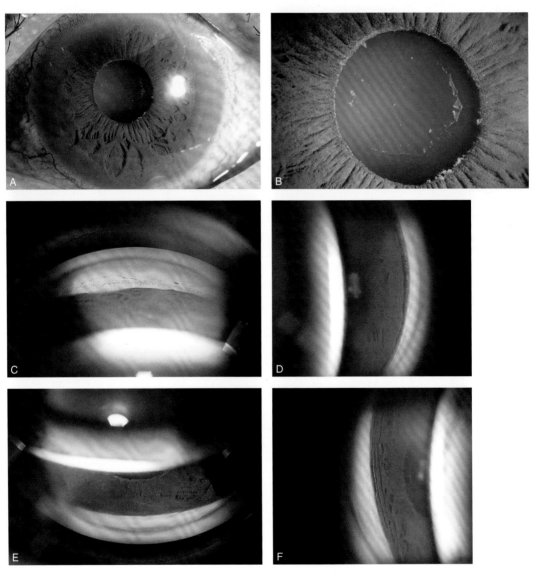

图 3-3-44 病例 1,左眼剥脱综合征

A、B. 前节像:瞳孔缘较多灰白色屑状物沉积,瞳孔缘色素领皱褶全部消失;晶状体前囊较多灰白色屑状物
沉积;因为没有散瞳,可见晶状体前囊典型的三分区中的"中央盘"和"中间透明带",看不见"周边颗粒带";
C~F. 房角开放,可见细小棕色色素沉着,但并不多;C. 在 Schwalbe 线前可见 Sampaolesis 线,起伏高低不
平的、不规则的细薄的色素沉着带,如果色素颜色再深一些就更加典型。

(乔春艳)

七、内眼手术后继发性青光眼

【疾病定义】

内眼手术后继发性青光眼是指原来没有青光眼,在行白内障摘除术、视网膜玻璃体手术、全层角膜移植手术等内眼手术后出现高眼压,持续高眼压导致视神经萎缩,发生青光眼。继发青光眼的有多种发病机制:可能因术后炎症反应、周边虹膜前粘连、房角粘连性关闭、前房积血、瞳孔阻滞、异常色素沉着、乳化硅油堵塞小梁网(见第二章第四节)或术后使用激素继发高眼压等。可分为继发性开角型青光眼、继发性闭角型青光眼。

【前房角镜表现】

眼压升高机制不同,前房角镜下表现各不相同。图 3-3-45~ 图 3-3-48 列举了 4 个病例,眼压升高的原因主要是因为异常色素沉着、房角粘连性关闭。这两个体征我们在第二章中有详细讲解。

病例 1(图 3-3-45),姜某某,女,51 岁,2005 年右眼行白内障超声乳化摘除联合人工晶状体植入手术。2022 年 5 月 17 日右眼突然视力下降,测量眼压高。前房角镜检查提示异常色素沉着和眼压升高有关,诊断:右眼继发性开角型青光眼、白内障术后 IOL 眼、陈旧性虹膜睫状体炎。

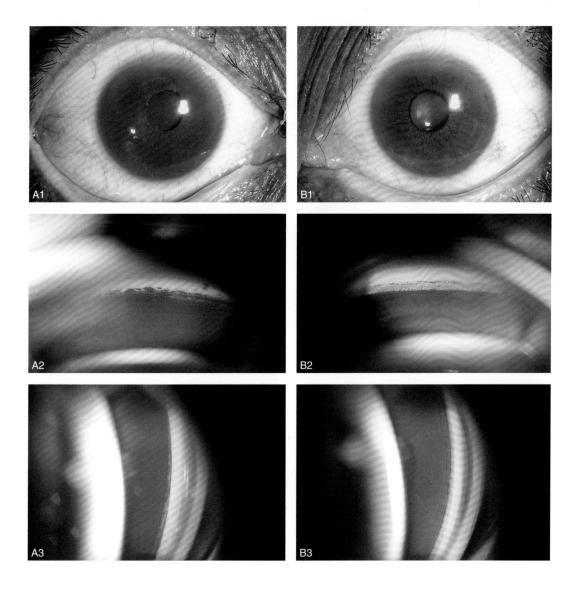

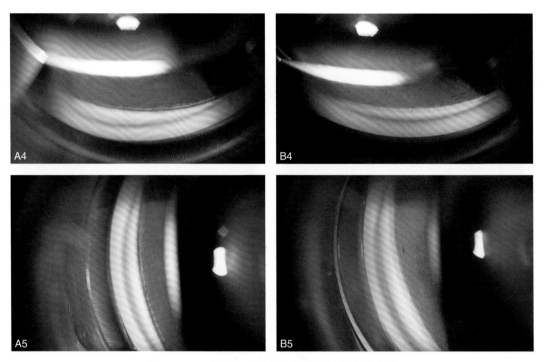

图3-3-45 病例1,右眼白内障术后继发性青光眼

A1~A5. 右眼术后IOL眼;B1~B5. 左眼正常眼,无手术史;A1. 右眼前节像:角膜清,瞳孔欠圆,虹膜后粘连,IOL在位;A2~A5. 右眼前房角镜像:和对侧左眼正常前房角相比,全周W~N1,色素异常增多,尤其是下方(A2),色素遮挡了正常角结构,色素3~4级;B1. 左眼前节像未见异常;B2~B5. 左眼前房角全周开放W,结构清晰,色素下方1级,其余象限0级。

病例2(图3-3-46),苏某某,男,61岁,2011年右眼行白内障超声乳化摘除联合人工晶状体植入手术。术后出现眼压升高,2019年右眼行express引流钉植入术。前房角镜检查房角部分关闭,开放的部分有异常增多的色素沉着,同时意外发现IOL襻在虹膜前(图3-3-46A4),提示IOL不是囊袋内植入,可能导致IOL与睫状体摩擦引起色素播散,导致堵塞小梁网,房水外流受阻。诊断:右眼继发性青光眼(混合性:开角型+闭角型)、抗青光眼术后(引流钉植入术)眼压失控、白内障术后IOL眼。

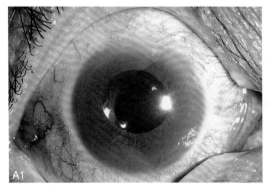

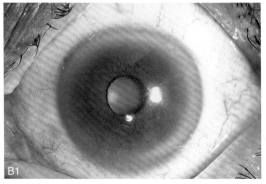

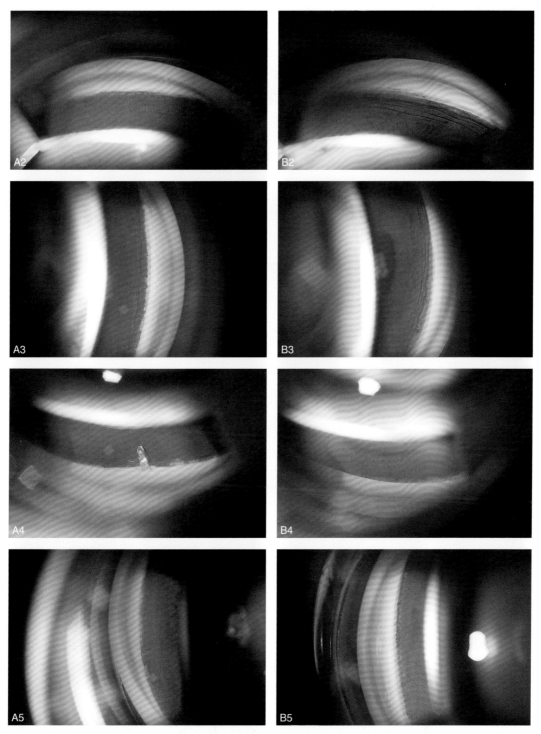

图 3-3-46 病例 2，右眼白内障术后继发性青光眼行引流钉植入术后

A1~A5. 右眼 IOL 眼；B1~B5. 左眼正常眼，无手术史；A1. 右眼前节像：角膜清，上方可见引流钉，瞳孔散大，IOL 在位；A2~A5. 右眼前房角镜像：和对侧左眼正常前房角比较，睫状体带变窄，不规则 PAS、N2~N4，色素异常增多，不均匀，尤其是下方（A2），色素 3~4 级；A4. 上方可见引流钉和 IOL 襻，提示 IOL 不是囊袋内植入；B1. 左眼前节像未见异常；B2~B5. 左眼前房角全周开放，W，全周睫状体带较宽，色素下方（B2）1 级，其余象限 0 级。

病例3（图3-3-47），杨某某，男，50岁，2012年左眼行白内障手术，2018年发现眼压升高，最高眼压40mmHg，当地诊断左眼继发性青光眼，药物控制眼压，后因视力下降就诊首都医科大学附属北京同仁医院，发现左眼IOL脱位，于2021-04-29行左眼IOL悬吊术；右眼2018年行白内障手术。2021年IOL悬吊术后前房角镜检查左眼房角下方局限PAS（1个钟点），其余房角开放，但是色素沉着比右眼多，诊断为继发性开角型青光眼。

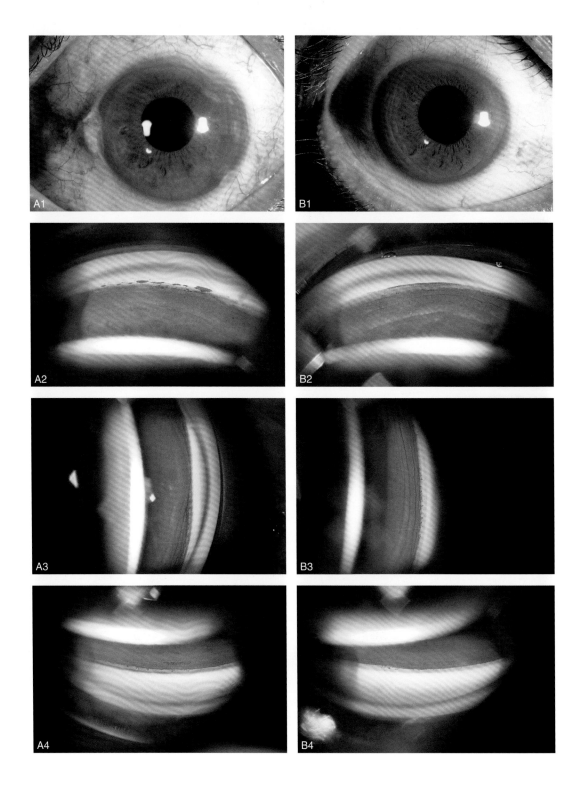

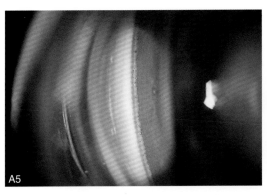 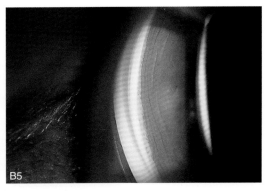

图 3-3-47 病例 3,左眼白内障术后继发性青光眼

A1~A5. 左眼 IOL 眼；B1~B5. 右眼；A1、B1. 前节像:双眼 IOL 眼,左眼虹膜颜色稍淡;A2~A5. 左眼前房角镜像:下方(A2)5:00 位至 6:00 位局限 PAS 至小梁网,其余房角 N2,开放 11 个钟点;和眼压正常的右眼比较,全周色素增多,色素 2~3 级,下方(A2)Schwalbe 线异常色素沉着;A3. 左眼周边虹膜局限隆起,可能和 IOL 有关;B2~B5. 右眼前房角全周开放,W~N2,色素下方(B2)2 级,其余象限 0 级。

病例 4(图 3-3-48),李某某,女,51 岁,右眼硅油填充术后眼压高。2016 年右眼行晶玻切联合硅油填充术,术后眼压高,最高眼压 58mmHg,用药控制眼压。2022 年 4 月 13 日行硅油置换联合小梁切除术,术后眼压仍高。2022 年 5 月初诊于笔者的门诊。因为有硅油填充病史,需要排除硅油乳化继发青光眼；裂隙灯检查前房深,晶状体缺如,考虑可能是继发性开角型青光眼；但是前房角镜检查(图 3-3-48)没有看到乳化的硅油滴,发现房角除了颞侧开放 2 个钟点,关闭了 10 个钟点。通过前房角镜检查明确了眼压升高的原因,诊断为继发性闭角型青光眼。

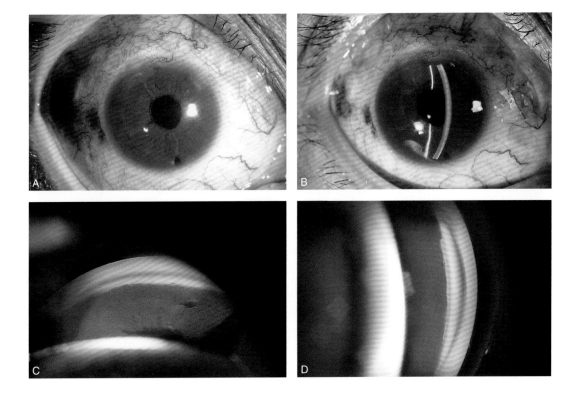

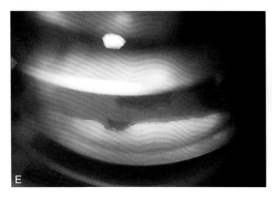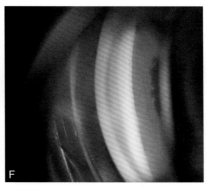

图 3-3-48　病例 4,右眼晶玻切硅油填充术后继发性青光眼

A. 结膜充血,尤其上方;滤过平,角膜清,11:00 位和 5:00 位 2 个周切口通,虹膜局限萎缩,瞳孔圆,晶状体缺如,未见乳化硅油滴;B. 前房轴深深,约 4CT;C. 下方房角 N3,不规则色素沉着,可见下方虹膜周切口;D. 颞侧房角 8:00 位至 10:00 位 N2,色素 0 级;其余 N4;E. 上方房角 N3~N4,小梁切除内口周边虹膜前粘连,周切口通;未见乳化硅油滴;F. 鼻侧房角 N3~N4。

（乔春艳）

八、虹膜劈裂

【疾病定义】

虹膜劈裂(iridoschisis)是一种较为罕见的疾病,为虹膜前基质与后基质和肌肉层的分离。劈裂的虹膜条索组织漂浮于房水中,表现为"小麦碎屑"(shredded wheat)样外观。虹膜劈裂患者的组织病理学研究表明,虹膜纤维化和萎缩导致前后基质层之间形成间隙。疾病早期可见于单眼,但大多数情况下为双眼发病。该病存在一定的遗传易感性,但也可见于散发病例,或继发于青光眼、眼外伤、梅毒等。部分继发于眼部外伤的虹膜劈裂患者,由于钝性创伤迫使房水进入虹膜组织,破坏基质并伴有色素分散。

大约三分之二的虹膜劈裂病例与青光眼有关。Salmon 和 Murray 通过研究认为虹膜劈裂是虹膜基质萎缩的一种不寻常表现,是由间歇性或急性眼压升高引起的。他们建议虹膜劈裂患者应排除原发性闭角型青光眼。但 Romano 等人研究认为虹膜劈裂先于闭角型青光眼的发作。也有少量报道虹膜劈裂伴开角型青光眼、房角后退或假性囊膜剥脱综合征、真性囊膜剥脱等。

【前房角镜表现】

虹膜劈裂患者因虹膜组织被破坏、色素分散,虹膜组织漂浮于房水。早期患者,前房角镜检查可见前房角保持开放状态或窄房角,部分患者可见色素沉积;随着病情进展,前房角镜检查可见全周前房角关闭、周边虹膜前粘连(peripheral anterior synechia,PAS)(图 3-3-49、图 3-3-50)。上述前房角结构异常可单独或同时存在,且双眼的前房角镜检查结果可能不同。

图 3-3-49 和图 3-3-50 是一例老年男性单眼虹膜劈裂患者,右眼 32 年前因外伤致失明,否认全身疾病。查体:右眼无光感,角膜混浊,余结构不清;左眼视力 0.1,眼压 32mmHg。左眼角膜清,前房浅,下方前房更浅,虹膜组织疏松,下方虹膜劈裂,瞳孔圆,直径 5mm,对光反射迟钝,晶状体混浊。左眼盘沿明显变窄,C/D=0.9,弥漫视网膜神经纤维层缺损。2022 年 7 月视野检查:左眼管视。前房角镜检查:静态和动态检查均为全周 N4,前房角关闭。诊断:左眼虹膜劈裂、左眼继发性闭角型青光眼、左眼白内障、右眼黑矇。于 2022 年 7 月 29 日行左眼白内障超声乳化摘除+人工晶状体植入+房角分离术,术中经房角分离后全周前房角开放,色素 2~3 级。

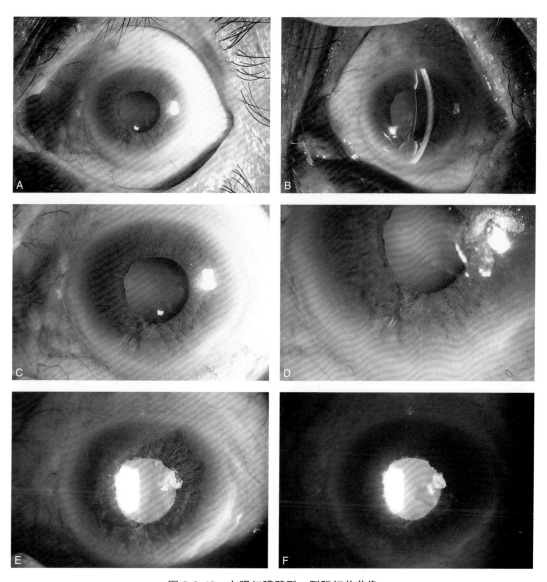

图 3-3-49 左眼虹膜劈裂 裂隙灯前节像

A. 角膜清,虹膜基质疏松,下方虹膜劈裂,瞳孔圆,晶状体混浊;B. 前房浅,下方周边前房比上方的更浅;
C、D. 虹膜劈裂下方尤重;E、F. 后照法清晰可见下方和 12:00 位虹膜透光,12:00 位虹膜劈裂用后照法
比弥散光法观察得更清楚。

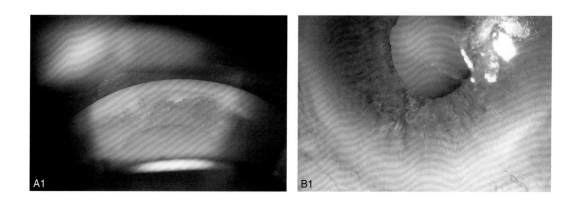

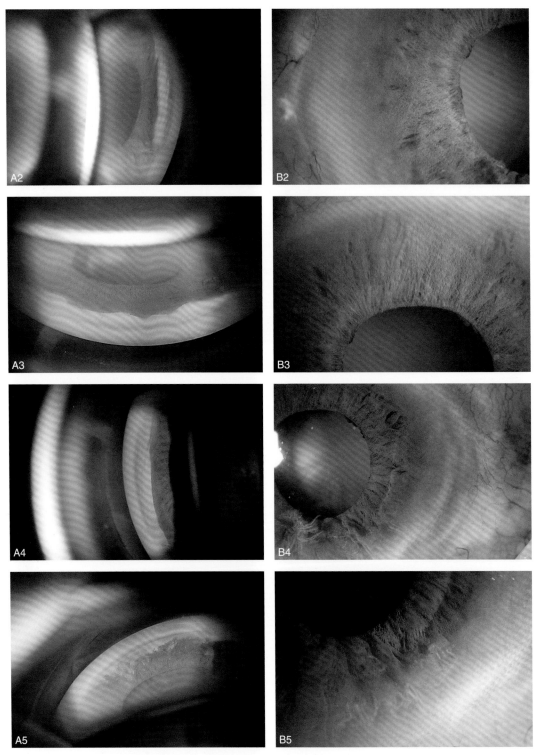

图 3-3-50 左眼虹膜劈裂 前房角镜和裂隙灯前节像

A1~A5 为前房角镜像，B1~B5 为前房角镜对应部位的裂隙灯前节像；A1~A5. 全周 N4，房角关闭；A1、
A2、A5. 前房角镜下可见虹膜劈裂；A3. 上方 11：00 位至 ~1：00 位 PAS 越过 Schwalbe 线，未见虹膜劈裂；
B1~B5. 前节像可见虹膜基质疏松，下方明显虹膜劈裂（B1、B4、B5）。

（张 烁 乔春艳）

参考文献

1. CHEN Y, QIAN Y, LU P. Iridoschisis: A case report and literature review [J]. BMC ophthalmology, 2017, 17 (1): 24.

2. ALBERS E C, KLIEN B A. Iridoschisis: A clinical and histopathologic study [J]. American journal of ophthalmology, 1958, 46 (6): 794-802.

3. LOEWENSTEIN A, FOSTER J. Iridoschisis with multiple rupture of stromal threads [J]. The British journal of ophthalmology, 1945, 29 (6): 277-282.

4. LOEWENSTEIN A, FOSTER J, SLEDGE S K. A further case of iridoschisis [J]. The British journal of ophthalmology, 1948, 32 (3): 129-134.

5. ROMANO A, TREISTER G, BARISHAK R, et al. Iridoschisis and angle-closure glaucoma [J]. Ophthalmologica Journal International D'ophtalmologie International Journal of Ophthalmology Zeitschrift fur Augenheilkunde, 1972, 164 (3): 199-207.

6. PEREZ-CARRO G, VILANOVA M, ANTUNA MG, et al. Iridoschisis associated to congenital syphilis: serological confirmation at the 80's [J]. Archivos De La Sociedad Espanola De Oftalmologia, 2009, 84 (7): 353-357.

7. FOSS A J, HYKIN P G, BENJAMIN L. Interstitial keratitis and iridoschisis in congenital syphilis [J]. Journal of Clinical Neuro-Ophthalmology, 1992, 12 (3): 167-170.

8. SALMON J F, MURRAY A D. The association of iridoschisis and primary angle-closure glaucoma [J]. Eye, 1992, 6 (Pt 3): 267-272.

9. PIEKLARZ B, GROCHOWSKI E T, SAEED E, et al. Iridoschisis-a systematic review [J]. Journal of clinical medicine, 2020, 9: 3324.

第四节 儿童青光眼

儿童青光眼是严重危害儿童视觉健康的疾病。其自然病程涉及与眼压升高相关的整个眼球的结构功能损害:狄氏膜断裂、角膜水肿和视神经损伤、眼球极度扩张以及弱视,如未经有效治疗,最终引起视力丧失。世界青光眼协会对于儿童青光眼的定义与分类体系达成新的共识(表3-4-1),本书将按照该体系顺序一一介绍各种疾病的前房角特征。与成人青光眼一样,前房角的检查对于儿童青光眼同样具有非常重要的意义:有助于鉴别诊断原发性还是继发性儿童青光眼、指导制定治疗方案等。然而儿童前房角的检查受到很大限制。第一,儿童大多不能配合前房角镜检查,往往需要在麻醉或者安静镇痛下进行检查。第二,前房角镜因须放置于结膜

囊内且在裂隙灯显微镜下观察,在儿童中的使用受到限制,而用于婴幼儿眼底筛查的RetCam视网膜成像系统在前房角检查中发挥了重要的作用,其在儿童清醒时即可实施检查,所以本章大多数前房角照片来源于RetCam视网膜成像系统。第三,对于某些类型的儿童青光眼,因角膜明显混浊,无法窥见前房角,如Peter综合征、角膜巩膜化、角膜葡萄肿等,所以本章将不再讨论这些疾病。值得一提的是,RetCam照相系统如同间接检眼镜,所成图像为倒像,与实际位置成中心对称,但是照相时患儿采取仰卧位,检查者位于患儿头部,处于倒立检查状态,所以所得房角图与面对患儿时检查的位置一致,即图像中的上下鼻颞方位即为面对患儿时的上下鼻颞方位。

表 3-4-1 儿童青光眼的分类

儿童青光眼的分类
原发性儿童青光眼
原发性先天性青光眼(primary congenital glaucoma, PCG)
青少年型开角型青光眼(juvenile open angle glaucoma, JOAG)
继发性儿童青光眼
青光眼合并非获得性眼部异常
青光眼合并非获得性全身疾病或综合征
青光眼合并获得性疾病
白内障术后继发青光眼

一、原发性先天性青光眼

【疾病定义】

原发性先天性青光眼(primary congenital glaucoma, PCG)为发生在新生儿或者婴幼儿时期的青光眼,仅为单纯的小梁网发育异常,不合并其他眼部发育异常。房水的正常排出受阻,造成眼压升高,眼球的解剖结构和生理功能随之受到损害。患儿眼部出现特征性的畏光、流泪、角膜水肿(图3-4-1A)、角膜Haab纹(Haab's striae)(图3-4-1B,角膜后弹力层在极度扩张后发生断裂,然后再生修复所遗留的痕迹)、眼球扩大和视盘凹陷(图3-4-1C1)的临床症状。PCG的发病机制尚存争议,房水流出障碍的解剖基础尚不明确,一般前房角发育异常越严重,临床表现越早发生,且预后越差。

【前房角表现】

正常前房角发育过程中,由于角巩膜与葡萄膜的生长速率不同,睫状体对于角巩膜产生相对后移。在胚胎 5 个月时,虹膜根部位于 Schwalbe 线水平,而出生时,虹膜根部后移至巩膜突水平。在 PCG 患儿中,睫状体后移过程受到抑制而导致虹膜根部位置靠前,遮挡小梁网,形成一个未发育成熟的房角。前房角镜下可以看到高而平坦的虹膜,而不能窥见小梁结构(图 3-4-1C2),部分患儿可以看到密集的梳状韧带附着于 Schwalbe 线(见图 1-3-9~图 1-3-11、图 3-4-1D),这些都代表尚未完全后退的残存的中胚叶组织。在正常婴儿的房角中,有时也可以看到密集的梳状韧带(图 3-4-1E),这代表了发育中的房角状态。所以这些房角特征可以提示 PCG,但并不能作为诊断依据,而对于除外继发性儿童青光眼的鉴别诊断,房角检查具有重要的作用。

另外,房角检查对评估 PCG 手术后房角的状态具有重要的意义。微导管辅助小梁切开术(microcatheter assisted trabeculotomy,MAT)后,可以看到切开的 Schlemm 管内壁呈白膜状平铺于虹膜根部,Schlemm 管开放(图 3-4-2A1)。在相应的 UBM 图像中,亦能够看到切开的 Schlemm 管内壁以及开放的 Schlemm 管(图 3-4-2A2)。部分患者在 MAT 术后会出现局部房角粘连,表现为局部虹膜组织前粘连并且覆盖切开的 Schlemm 管(图 3-4-2B1)。评估房角粘连范围对于预测远期眼压控制具有重要意义。在 MAT 术后早期,大多数患儿会出现房角积血的残留(图 3-4-2B2),房角检查可以观察积血吸收的状况。在穿透性 Schlemm 管成形术后,房角检查可以清晰地看到留置在 Schlemm 管中的线(图 3-4-2C1),并且可以观察 Schlemm 管断端的开放状态,图 3-4-2C2 显示上方 Schlemm 管断端开放良好。

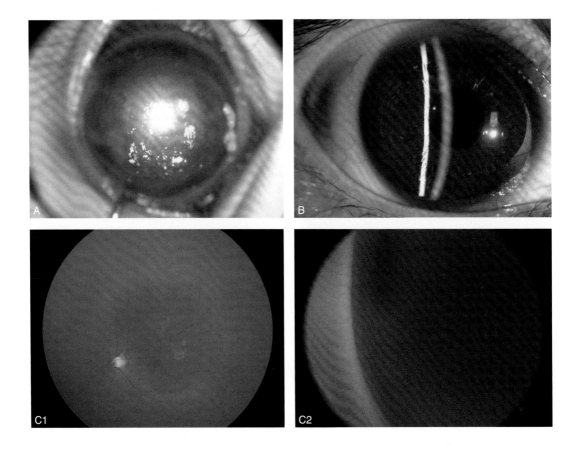

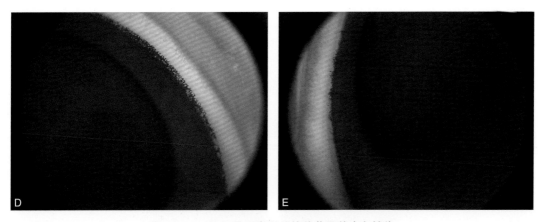

图 3-4-1　PCG 及正常婴儿的前节及前房角镜像

A~D 代表不同 PCG 患者；E. 是正常儿童；A. 角膜弥漫严重水肿，角膜扩张，其余结构窥不清；B. 手术后眼压控制，可以看到角膜 Haab 纹，即角膜后弹力层的断裂，呈环形分布；C1. 眼底照可见视杯均匀扩大，无切迹及局限盘沿变窄，视杯凹陷明显；C2. 前房角可见虹膜根部位置靠前，覆盖巩膜突及小梁网组织，看不到正常的房角结构，压迫后未见充血的 Schlemm 管；D. 前房角检查可见房角隐窝密集的梳状韧带，这是在房角发育过程中未完全后退的残存的中胚叶组织；E. 正常婴儿前房角也可见梳状韧带（残存的中胚叶组织），但并不浓密，虹膜根部位置也不异常靠前，可见部分巩膜突、小梁网及轻度充血的 Schlemm 管。

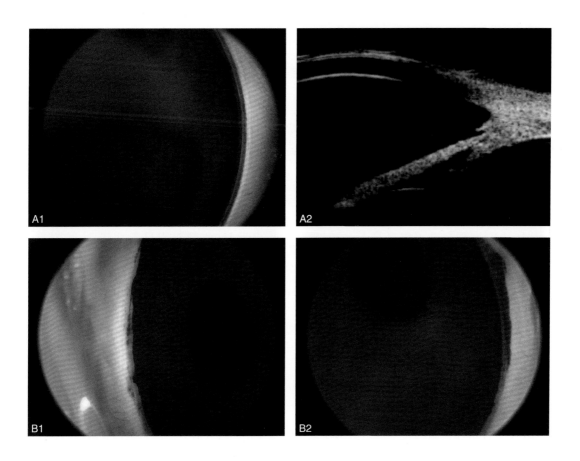

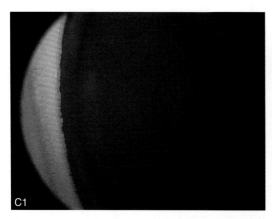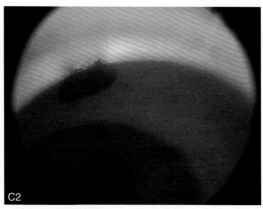

图 3-4-2 PCG 的房角手术后前房角镜像

A~C 为不同 PCG 患者；A. 为 MAT 术后 1 个月，B. 为 MAT 术后 1 周，C. 为穿透性 Schlemm 管成形术后 1 个月；A1. 右眼鼻侧房角照相可见切开的 Schlemm 管内壁呈白膜状平铺于虹膜根部，Schlemm 管开放；A2. 与 A1 相对应的 UBM 图像显示切开的 Schlemm 管内壁呈舌状位于虹膜根部，提示 Schlemm 管开放状态良好；B1. 右眼颞侧房角 8：00、10：00 处周边虹膜前粘连，虹膜根部覆盖了切开的 Schlemm 管，其余房角开放，可以看到切开的 Schlemm 管充血；B2. 右眼鼻侧房角，1：00 至~3：00 位积血覆盖 Schlemm 管位置，未见明显的虹膜根部粘连；C1. 右眼颞侧房角可见聚丙烯线位于 Schlemm 管内，Schlemm 管内壁薄且透明，可见少量梳状韧带；C2. 右眼上方房角 12：00 位的 Schlemm 管断端开放，断端处的聚丙烯线结可见，表明内口房水引流通畅，房水可顺此断端引流入 Schlemm 管。

二、Axenfeld-Rieger 异常

【疾病定义】

1920 年，Axenfeld 报道了一例角膜线状混浊并伴有虹膜粘连的病例。在 1943 年，Rieger 报道了一例类似的病例，同时伴有瞳孔异位、虹膜萎缩以及虹膜孔洞。另外，人们发现在这类患者身上，同时还具有一些眼外的表现，如牙齿以及面部骨骼发育异常。因此，人们将这些表现统称为 Axenfeld-Rieger 综合征，而眼部的异常称为 Axenfeld-Rieger 异常（Axenfeld-Rieger anomaly）。超过 50% 的 Axenfeld-Rieger 异常患者会伴有青光眼。该病多数呈家族性发病，常见为常染色体显性遗传，但家族成员可以有不同的临床表型。数个基因被发现与该病相关，包括 FOXC1、PITX2、REIG2。Axenfeld-Rieger 综合征的发病机制被认为是包括小梁网在内的眼前节发育不良所致。

【前房角表现】

Axenfeld-Rieger 异常通常为双侧的周边角膜、虹膜和前房角的异常。典型的 Axenfeld-Rieger 异常在裂隙灯下即可看到角膜周边的线样混浊（后胚胎环）（见图 1-3-5）、瞳孔移位、虹膜基质萎缩、虹膜孔洞（图 1-3-5、图 3-4-3），部分患者因周边角膜混浊而影响前房角镜的观察。在能看到前房角的患者中，可以看到 Schwalbe 线前移、增厚隆起形成后胚胎环，虹膜组织呈条索状、片状附着于后胚胎环，小梁网结构不见（图 3-4-3C1、C2）。UBM 可以看到 Schwalbe 线前移、增厚隆起，虹膜组织与其相粘连（图 3-4-3A3、A4）。然而，在临床工作中，有一些 Axenfeld-Rieger 异常患者因临床表现不典型被误诊为 PCG，前房角镜检查有利于准确诊断。图 3-4-4 所示患者 1 仅表现为虹膜基质轻度萎缩，图 3-4-5 所示患者 2 具有轻度的葡萄膜外翻，而图 3-4-6 所示患者 3 前节检查与 PCG 无异，该患儿母亲虹膜发育异常，瞳孔移位，但未继发青光眼。以上 3 名患者均在前房角检查时才发现典型的后胚胎环，以及虹膜组织附着粘连。这些患者多数具有家族史，可以通过基因检测而确诊为 Axenfeld-Rieger 异常。

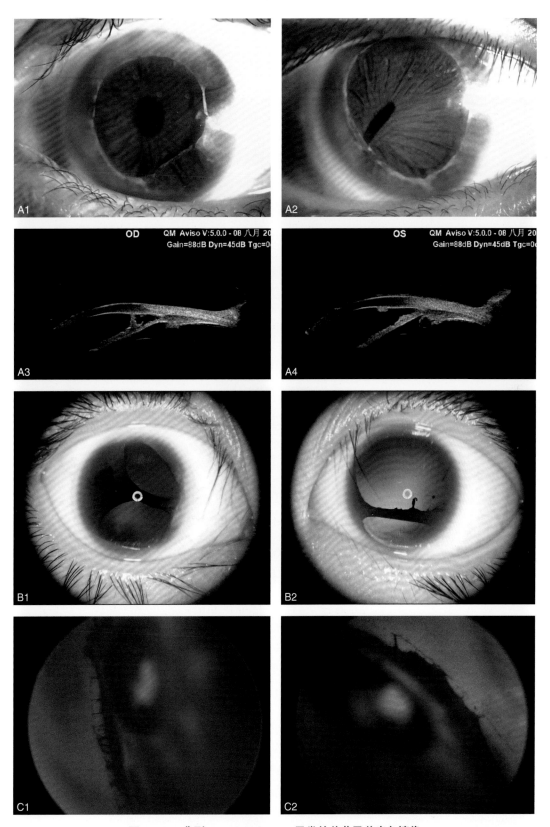

图 3-4-3　典型 Axenfeld-Rieger 异常的前节及前房角镜像

A、B、C 分别为不同患者。A1、A2. 患者右眼（A1）及左眼（A2）前节照可见双眼角膜周边的线样混浊（后胚胎环）、左眼瞳孔牵拉向颞下方移位，瞳孔呈缝隙状，双眼均可见数个虹膜条索向前与后胚胎环相粘连；A3、A4. 患者右眼（A3）及左眼（A4）的 UBM 可以看到 Schwalbe 线前移、增厚隆起，虹膜组织与其相粘连；B1、B2. 患者的右眼（B1）及左眼（B2）前节照可见双眼虹膜基质萎缩形成虹膜孔洞以及多个瞳孔；C1、C2. 房角检查可以看到 Schwalbe 线前移、增厚隆起形成后胚胎环，虹膜组织呈条索状、片状附着于后胚胎环，小梁网结构不见。

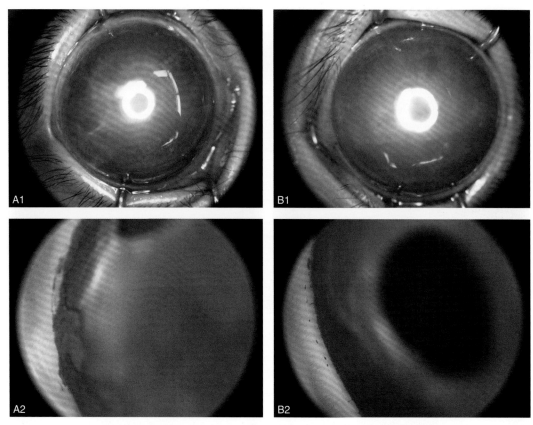

图 3-4-4　患者 1 非典型 Axenfeld-Rieger 异常的前节和前房角镜像

A1、A2 为右眼；B1、B2 为左眼；A1. 角膜轻度水肿，颞侧、鼻上虹膜节段性萎缩及脱色素表现；B1. 角膜轻度水肿，虹膜基质轻度萎缩；A2. 颞侧房角隐窝处可见后胚胎环，与虹膜基质节段性萎缩相对应处可见周边虹膜前粘连；B2. 鼻侧房角可见后胚胎环，及其上面点状色素沉着。

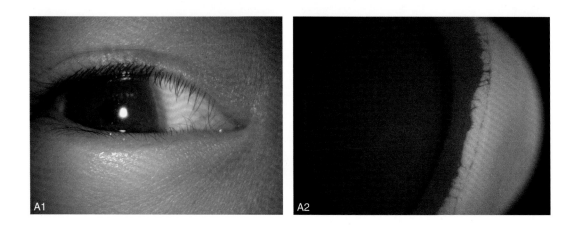

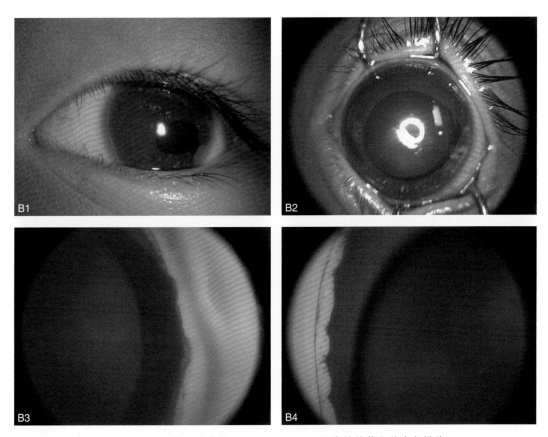

图 3-4-5　患者 2 非典型 Axenfeld-Rieger 异常的前节和前房角镜像

A1、A2 为右眼；B1~B4 为左眼；A1、B1 为患者 4 岁时裂隙灯照相，A2、B2~B4 为患者 6 个月时 RetCam 照相；A1. 右眼角膜缘线样混浊，即后胚胎环，后胚胎环位于全周角膜缘，图中看到的是鼻侧后胚胎环，余角膜清，虹膜纹理未见异常，瞳孔圆；A2. 鼻侧房角检查可见后胚胎环，后胚胎环有色素和中胚叶组织粘连，睫状体带不见，虹膜根部附着点不同程度靠前，呈现出丘陵状，2:00 处小梁网被遮盖；B1、B2. 左眼可见角膜缘后胚胎环，颞侧葡萄膜外翻，瞳孔向颞下方牵拉移位，瞳孔直径约 3.5mm；B2. 左眼散瞳后 RetCam 照相；B3. 左眼颞侧房角检查，可见后胚胎环，后胚胎环有色素和中胚叶组织粘连，与颞侧葡萄膜外翻相对应处可见周边虹膜前粘连，越过 Schwalbe 线；B4. 左眼鼻侧房角检查，可见后胚胎环，后胚胎环有色素和中胚叶组织粘连，虹膜根部附着点不同程度靠前，呈现出丘陵状。

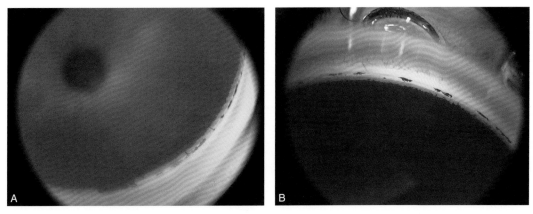

图 3-4-6　患者 3 非典型 Axenfeld-Rieger 异常的前节和前房角镜像

A、B. 该患者角膜、虹膜与 PCG 相似，右眼（A）及左眼（B）房角检查可见后胚胎环，发育过程中虹膜后退不完全，后胚胎环可见异常色素。

三、无虹膜

【疾病定义】

无虹膜（aniridia）是一种先天性双眼虹膜不同程度缺损为特征的疾病，也叫无虹膜症，或者先天性无虹膜。无虹膜并非虹膜完全缺失，而是表现为正常虹膜不同宽度的残留。该病常呈常染色体显性遗传模式发病，致病基因为位于 11p13 的 *PAX6*。无虹膜往往并发黄斑中心凹和视神经发育不全、角膜混浊、白内障、青光眼、眼球震颤、上睑下垂等。当含有 *PAX6* 和临近的 *WT1* 的基因片段缺失时，患者会表现出 WAGR 综合征，W、A、G、R 四个字母分别对应该病经典特征的英文首字母：Wilms tumor 肾母细胞瘤、Aniridia 虹膜缺失、Genitourinary anomalies 泌尿生殖系统异常、Range of developmental delays 发育迟缓。50%~70% 的无虹膜患儿会发生青光眼，可早期发病，也可以在童年期或者青春期发病。虽然无虹膜多发生于双眼，但青光眼可发生于单眼。

【前房角表现】

当患者虹膜缺损程度较重时，裂隙灯下往往完全看不见虹膜，但是在前房角镜下可见虹膜根部。无虹膜继发儿童青光眼的发病机制可表现为开角型也可表现为闭角型。在开角型患者中，其房角结构类似于 PCG，房角开放，但虹膜根部附着点靠前；而在闭角型患者中，可见虹膜根部不同程度前粘连，房角关闭。

患者 1，该患儿因生后左眼角膜混浊就诊，查体：眼压右眼 11mmHg，左眼 15mmHg，右眼角膜清，虹膜缺损，可见晶状体赤道部，房角开放，可见残存虹膜根部，房角处少量中胚叶组织，眼底可见黄斑结构发育不良。左眼角膜中央白斑，血管长入，前房隐见虹膜缺损，房角窥不清，眼底窥不清。基因检测显示含有 *PAX6* 和 *WT1* 的基因片段缺失，泌尿外科会诊诊断为肾母细胞瘤（图 3-4-7）。

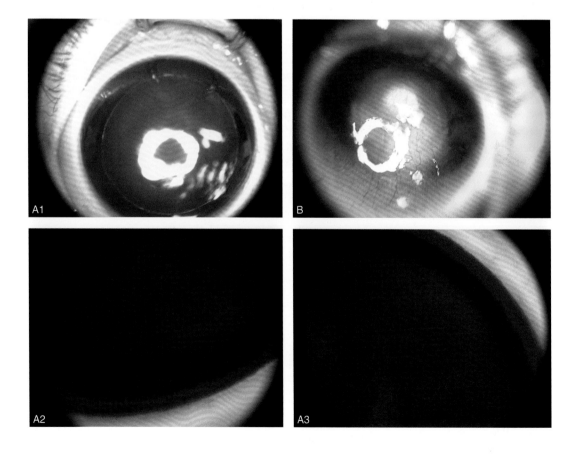

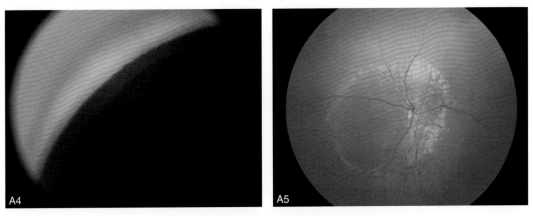

图 3-4-7 患者 1 的前节、房角以及眼底照

A1~A5 为右眼,B 为左眼;A1.角膜清,虹膜缺损,可见晶状体赤道部;B.左眼角膜中央白斑,血管长入,眼内结构窥不清;A2~A4.右眼房角开放,可见少量中胚叶组织,可见残存的虹膜根部及睫状突;A5.右眼底可见黄斑结构发育不良,黄斑中心凹不明显,血管弓走行较为平直。

患者 2,该患儿因生后双眼黑眼球大、发雾就诊。查体:眼压右眼 19mmHg,左眼 30mmHg,右眼角膜清,扩张,直径约 12.5mm,左眼角膜轻水肿,扩张,直径约 13mm,双眼虹膜缺损,可见晶状体赤道部,双房角可见虹膜根部附着靠前,未见正常房角组织。眼底:右眼 C/D=0.4,左眼 C/D=0.8,双黄斑形态尚可。UBM 显示,双眼虹膜根部前粘连,房角关闭(图 3-4-8)。

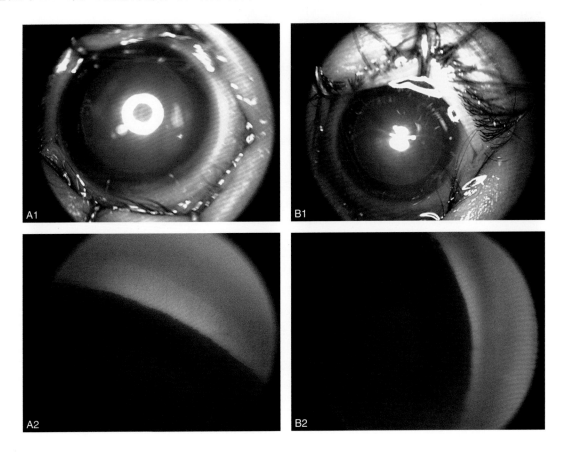

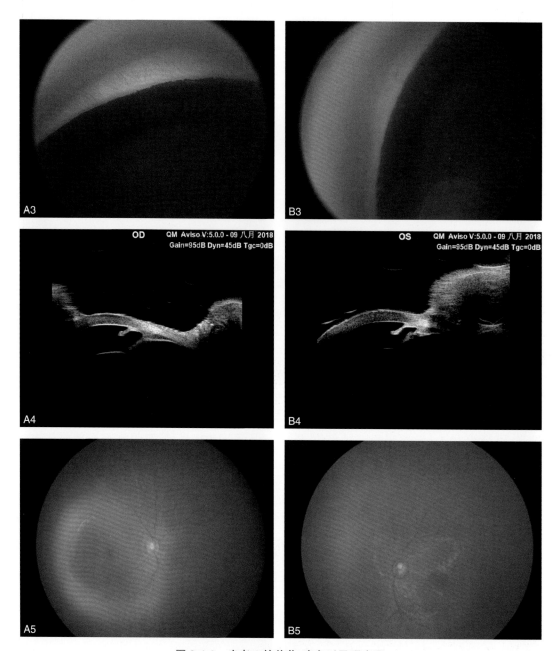

图 3-4-8   患者 2 的前节、房角以及眼底照

A1~A5 为右眼，B1~B5 为左眼；A1. 右眼角膜清，直径约 12.5mm，虹膜缺损，可见晶状体赤道部；B1. 左眼角膜轻水肿，直径约 13mm，虹膜缺损，可见晶状体赤道部；A2、A3、B2、B3. 双眼前房角可见虹膜根部附着靠前，未见正常前房角组织，可见残存的虹膜根部，睫状突清晰可见；A4、B4. UBM 显示双眼虹膜根部前粘连，前房角关闭；A5、B5. 眼底像右眼 C/D=0.4，左眼 C/D=0.8，双黄斑形态尚可，未见明显黄斑发育不良。

四、先天性葡萄膜外翻

【疾病定义】

先天性葡萄膜外翻（congenital ectropion uvea）是以瞳孔缘不同程度的色素上皮增生为特征（图 3-4-9A1、A2），可合并 I 型神经纤维瘤病、Axenfeld-

Rieger 异常、无虹膜等疾病，本小节只讨论不伴有其他异常的先天性葡萄膜外翻，伴有其他异常的葡萄膜外翻将分别在其他小节讨论。先天性葡萄膜外翻多为散发性，多为单眼发病，亦可双眼发病，其并发青光眼的风险非常高，发生青光眼的机制多为前房角关闭（图 3-4-9A3~A5）。患者一般眼压较高，因治疗棘手,往往视神经损伤严重(图3-4-9A6)。

【前房角表现】

　　先天性葡萄膜外翻患者前房角检查可见前房角全周或大部分象限关闭,前房角镜下不见任何房角结构(图3-4-9A3、A4),UBM可见虹膜根部与角膜相贴(图3-4-9A5)。

　　患者1,该患者因生后3个月右眼黑眼球大、发雾就诊。查体:眼压右眼39mmHg,左眼12mmHg,右眼角膜水肿扩张,瞳孔可见全周葡萄膜外翻,鼻下及颞上显著,前房角可见虹膜根部前粘连,未见正常房角组织,眼底可见C/D近1.0。左眼查体未见异常。UBM可见右眼虹膜根部前粘连(图3-4-9)。

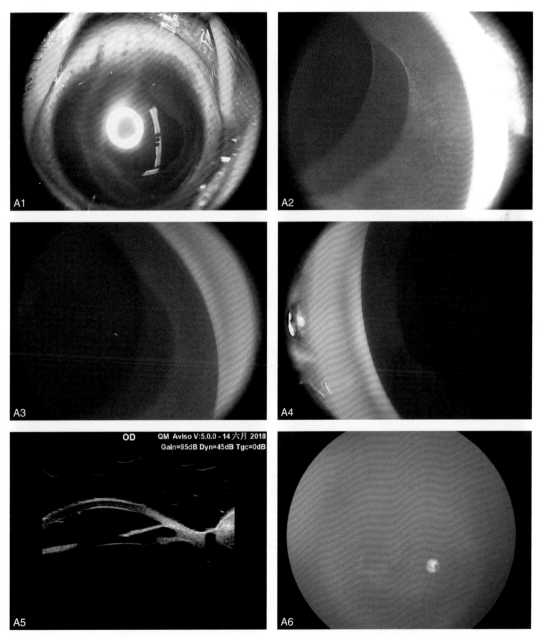

图3-4-9　患者1,先天性葡萄膜外翻,右眼前节、房角及眼底照

A1、A2. RetCam下可见瞳孔缘全周色素上皮增生,鼻下、颞上范围更大;A3、A4. 前房角镜下鼻侧(A3)、颞侧(A4)可见房角关闭,不见任何房角结构;A5. UBM检查可见虹膜根部与角膜相贴,前房角关闭;A6. 视神经受损严重,C/D近1.0。

五、Sturge-Weber 综合征

【疾病定义】

Sturge-Weber 综合征属于一种斑痣性错构瘤病，以颜面部血管畸形（鲜红斑痣或葡萄酒色斑）和软脑膜血管畸形，以及其相关的症状为特征的综合征，又称眼脑皮肤综合征。颜面部血管畸形往往累及三叉神经第一支和第二支分布区域（图 3-4-10A）。神经系统症状包括癫痫发作、发育迟缓等。眼部症状包括青光眼、结膜以及巩膜血管畸形（图 3-4-10B、C）、弥漫性脉络膜血管瘤（图 3-4-10D）等，约 50% 患者有青光眼。青光眼可表现为早发型和迟发型。早发型一般为 4 岁前发病。关于青光眼的发病机制，既往研究认为，早发型青光眼与房角发育不良有关，而迟发型青光眼则与巩膜静脉压增高有关。

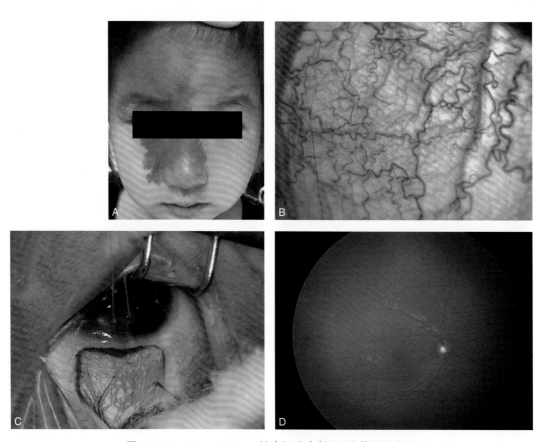

图 3-4-10　Sturge-Weber 综合征患者颜面、前节及眼底照

A. 患者颜面部血管畸形累及三叉神经第一支和第二支分布区域；B、C. 结膜以及巩膜血管畸形，血管迂曲扩张形成网状；D. 弥漫性脉络膜血管瘤，视网膜呈现特征性的番茄酱样颜色。

【前房角表现】

Sturge-Weber 综合征患者的房角大多为开放性房角，在早发型青光眼患者中，可以看到类似于 PCG 的表现，即中胚叶组织的残留、虹膜根部位置靠前遮挡小梁网组织，除此之外，在 Sturge-Weber 综合征患者的房角中还可以看到在房角隐窝处的巩膜内有血管分布，有时这些血管被高位附着的虹膜根部遮挡，在密集的梳状韧带中若隐若现。Sturge-Weber 综合征患者的 Schlemm 管往往是充血的，即使不压迫眼球仍旧可以观察到 Schlemm 管充血，虽然在早发型青光眼中有时也会看到这种现象，但在迟发型青光眼患者中尤其明显，这表明 Sturge-Weber 综合征患者的巩膜静脉压增高，且随年龄逐渐上升（图 3-4-11、图 1-3-7D1 和 D2）。

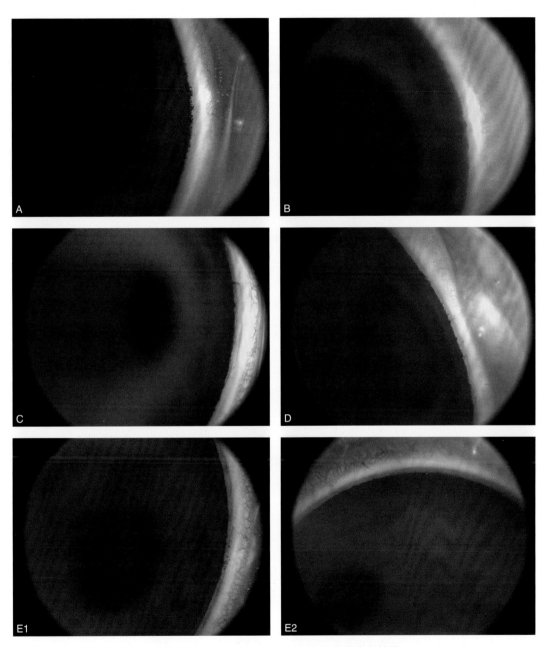

图 3-4-11　Sturge-Weber 综合征患者前房角镜像

A~E 分别为不同患者，A~D 为小于 4 岁患者（早发型），E 为 7 岁患者（迟发型）；A. 虹膜根部可见类似于 PCG 的梳状韧带；B. 虹膜根部附着位置靠前，在房角附近的巩膜内可见若隐若现的血管分布；C. 房角附近巩膜内可见较多血管，角膜缘可见密集的巩膜毛细血管网；D. 早发型青光眼患者中也可以看到 Schlemm 管充血，伴少量的梳状韧带；E1、E2. 迟发型青光眼患者中 Schlemm 管充血非常显著，表明巩膜静脉压的增高。

六、色素血管性斑痣性错构瘤病

【疾病定义】

色素血管性斑痣性错构瘤病（phakomatosis pigmentovascularis，PPV）是一种罕见的先天性发育异常，是指皮肤血管畸形与色素痣同时存在的情况，其中皮肤的鲜红斑痣（葡萄酒色斑）与蒙古斑（真皮细胞增多症）的组合最为常见（图 3-4-12A）。皮肤以外的表现主要有神经系统异常与眼部异常。神经系统表现为脑膜血管畸形、脑组织钙化、萎缩，患儿可出现癫痫、发育落后；眼部表现为广泛分布的血管畸形与色素（图 3-4-12B1），包括巩膜、眼底、房角等部位。患者可并发青光眼、脉络膜血管瘤。色素血管性斑痣性错构瘤病患者并发青光眼的风险非常高。

【前房角表现】

色素血管性斑痣性错构瘤病患者房角可见密集的梳状韧带同时伴有大量的色素沉着（图 3-4-12）。

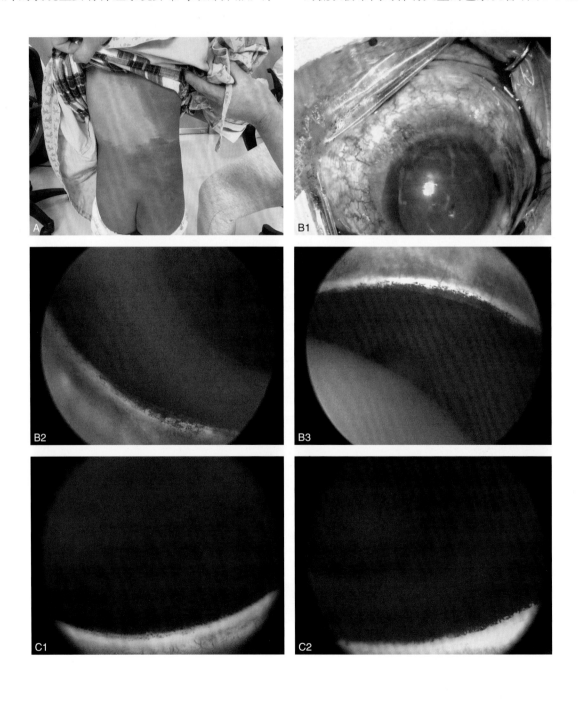

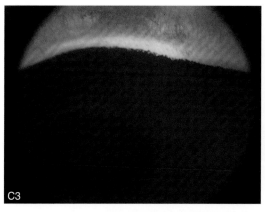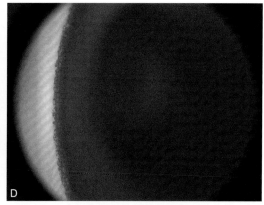

图 3-4-12　色素血管性斑痣性错构瘤病（PPV）的皮肤、眼前节和前房角镜像

A~D 分别代表不同的患者；A. 皮肤表现为鲜红斑痣（葡萄酒色斑）与蒙古斑（真皮细胞增多症）同时存在；B1. 巩膜浅层可见弥漫分布的血管畸形和色素；B2、B3、C1~C3、D. 三位 PPV 患者的前房角可见不同程度的密集的梳状韧带，同时伴有大量（4 级）的色素沉着，患者 B 中还可见密集分布的巩膜血管。

七、神经纤维瘤病 1 型

【疾病定义】

神经纤维瘤病 1 型（neurofibromatosis type 1，NF1）是最常见的常染色体显性遗传疾病之一，是一种多发肿瘤综合征，其发病率约为 1∶3 000~1∶2 500，由 *NF1* 基因的突变引起。最常见的临床表现是皮肤色素沉着即牛奶咖啡斑，虹膜 Lisch 结节和多发良性神经纤维瘤（图 3-4-13）。NF1 患者也常常伴有骨骼异常、血管系统疾病、中枢神经系统肿瘤或恶性周围神经鞘肿瘤。NF1 的诊断标准须满足表 3-4-2 中列出的特征中的至少两条。

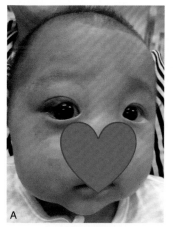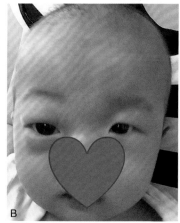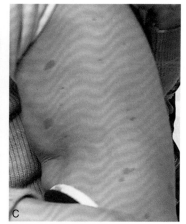

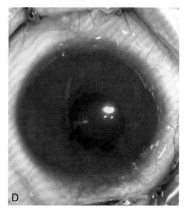

图 3-4-13　神经纤维瘤病 1 型（NF1）患者的皮肤和眼前节照

A~D. 不同患者；A. 右侧面部散在牛奶咖啡斑，右上眼睑丛状神经纤维瘤，上睑肿胀，组织肥厚；B. 右上、下眼睑丛状神经纤维瘤，眼睑肿胀，组织肥厚；C. 背部及腰腹部皮肤牛奶咖啡斑，直径为 5mm 以上的斑块大于 6 处；D. 前节照：角膜清，伴有葡萄膜外翻，表现为瞳孔缘色素上皮增生，外观同先天性葡萄膜外翻。

表 3-4-2 神经纤维瘤病 1 型（NF1）诊断标准

神经纤维瘤病 1 型（NF1）诊断标准
皮肤牛奶咖啡斑（≥6 处，大小：成人 >15mm，儿童 >5mm）
皮下神经纤维瘤（≥2 处）
1 处丛状神经纤维瘤
腋窝或腹股沟雀斑
Lisch 结节（≥2 个）
视路胶质瘤
典型骨损伤（蝶骨翼发育不良或长骨皮质变薄）
家族史

约 23%~50% 的 NF1 患者发生青光眼。青光眼常出现在有蝶骨翼发育异常及丛状神经纤维瘤等明显眼眶受累的患者，同时常伴有葡萄膜外翻。青光眼的发病机制包括神经纤维瘤直接浸润前房角、肿瘤浸润睫状体导致睫状体脉络膜肥厚进而导致继发性房角关闭、小梁网发育异常等。

【前房角表现】

当神经纤维瘤直接浸润前房角时，NF 患者的房角大多处于关闭状态，前房角镜下可见虹膜根部前粘连，部分患者可呈现丘陵样不同程度虹膜前粘连，遮挡大部分小梁网组织（图 3-4-14）。

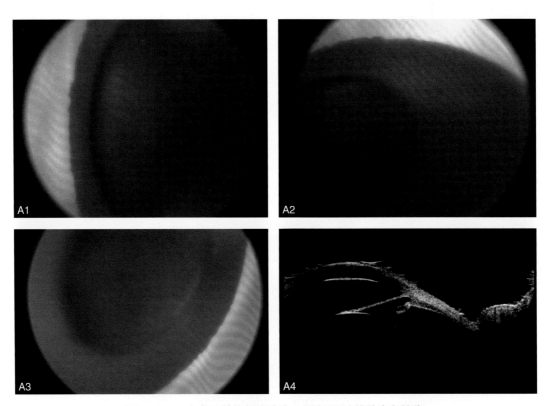

图 3-4-14 患者 1 神经纤维瘤病 1 型（NF1）的前房角镜像

A1~A3. 前房角检查可见虹膜根部不同程度前粘连，呈现丘陵状，遮挡大部分小梁网组织，前房角关闭；
A4. 与前房角镜像相对应的 UBM 图像显示虹膜前粘连，前房角关闭。

八、眼脑肾综合征

【疾病定义】

眼脑肾综合征是一种罕见的 X 染色体连锁的隐性遗传疾病，最早由 Lowe 所报道，又称为 Lowe 综合征。眼脑肾综合征主要累及眼部、中枢神经系统以及肾脏。目前已知的唯一致病基因是 *OCRL*，

位于 Xq25-26，其编码的蛋白是一种磷酸酶，通过水解磷脂酰肌醇 4, 5 二磷酸（PIP2）来参与调节肌动蛋白的聚合过程。眼脑肾综合征最常见的眼部表现为双眼先天性白内障，其次是双眼青光眼，另外还可伴有眼球震颤、斜视、小眼球、虹膜萎缩等。伴有青光眼的患者尽管眼压高，但角膜扩张和水肿一般并不十分显著。另外患者瞳孔往往如针尖样大小，药

物难以散开。中枢神经异常表现为发育迟缓、肌张力低、行为异常等。肾脏受累的表现为近端肾小管功能障碍和缓慢进展性肾功能衰竭，是眼脑肾综合征患者死亡的主要原因（图3-4-15A1、A2）。

【前房角表现】

眼脑肾综合征伴有青光眼的患者前房角外观类似于PCG患者，可以看到较多的梳状韧带以及虹膜根部附着位置靠前（图3-4-15A3~A6）。

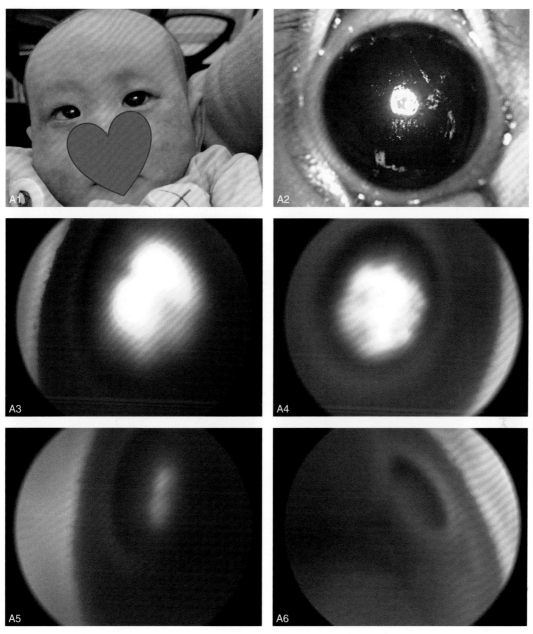

图3-4-15　患者1眼脑肾综合征患者的外观、前节及前房角镜像

A1. 患儿肌张力低下，皮肤水肿伴有皮疹，内斜视伴中枢性眼震；A2. 角膜轻度扩张和水肿；A3~A6. 前房角可以看到较多的梳状韧带，虹膜根部附着位置靠前，外观类似于PCG患者。

九、Stickler 综合征

【疾病定义】

　　Stickler 综合征最早由 Stickler 在 1965 年所报道,是一种遗传性进行性全身性胶原结缔组织病,主要是因为胶原蛋白基因突变所导致的全身胶原蛋白组织紊乱。患者眼部具有多种临床表现:高度近视、玻璃体变性、白内障、孔源性视网膜脱离、青光眼。Stickler 综合征是儿童孔源性视网膜脱离最常见的原因。全身表现有腭裂、听力异常、骨关节发育不良以及小下颌、塌鼻梁、鼻孔朝前等特征性面容。根据不同的基因突变,Stickler 综合征分为 5 型,Ⅰ 型和 Ⅱ 型分别由 COL2A1 和 COL11A1 基因突变所致,占所有类型的 75%~90%,呈常染色体显性遗传模式。Ⅲ、Ⅳ、Ⅴ 型分别由 COL11A2、COL9A1、COL9A2 基因突变所致。

【前房角表现】

　　Stickler 综合征合并青光眼具体机制并不明确。多数报道为开角型青光眼,其中一些患者的前房角检查可见较为密集的梳状韧带,这说明青光眼发生机制可能与前房角发育不良相关(图 3-4-16A5~A7)。亦有少数报道 Stickler 综合征患者合并闭角型青光眼,这可能与晶状体增厚或者晶状体悬韧带松弛相关。

　　病例 1:该患者因左眼视力下降就诊。查体:身材矮小。特殊面容:塌鼻梁,鼻孔向前。眼压:右眼 27mmHg,左眼 29mmHg,双眼角膜清,直径均为 15mm,右眼晶状体清,左眼晶状体白色混浊,右眼玻璃体液化混浊,视网膜呈豹纹状,C/D0.7,周边视网膜可见变性区。眼轴:右眼 30.38mm,左眼 31.33mm。诊断为 Stickler 综合征。家族史:妹妹具有相似病史(图 3-4-16)。基因检测显示 COL11A1 基因突变,为 Stickler 综合征 Ⅱ 型,呈常染色体显性遗传。

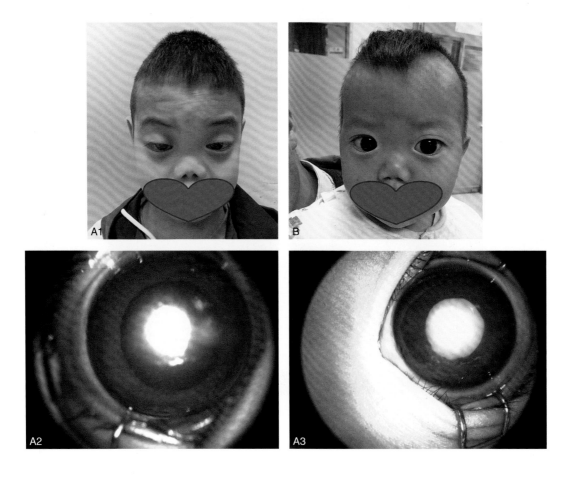

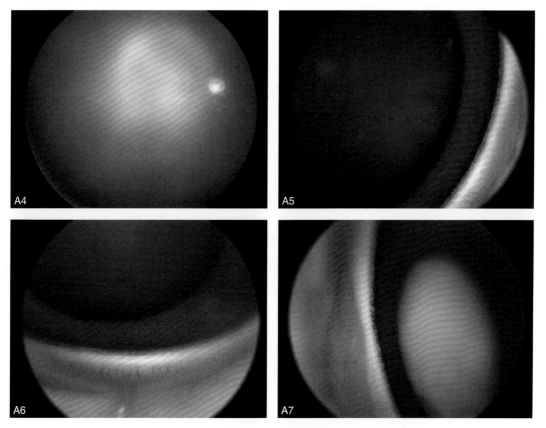

图 3-4-16　患者 1 Stickler 综合征外观、前节及前房角镜像

A 为患者 1，B 为患者 1 的妹妹；A1、B. 患者眼球突出、塌鼻梁、鼻孔向前，这是 Stickler 综合征的特征性面容；A2、A3. 右眼（A2）及左眼（A3）前节照示双角膜清，直径为 15mm，左眼晶状体混浊；A4. 右眼玻璃体混浊，C/D 0.7，可见视网膜周边变性区；A5、A6. 右眼前房角宽，色素不均匀、2~3 级；A7. 左眼前房角宽，可见较为密集的梳状韧带，色素 2~3 级。

十、Alagille 综合征

【疾病定义】

Alagille 综合征（Alagille syndrome，ALGS）又称为动脉 - 肝脏发育不良，是一种常染色体显性遗传的多系统疾病。最早在 1969 年由 Alagille 及其同事报道。该病患者 *JAG1* 基因或者 *NOTCH2* 基因突变导致 Notch 信号通路缺陷，从而影响多器官发育异常。患者表现为胆汁淤积、心脏缺陷、脊柱畸形（蝴蝶状椎骨）、眼部异常（角膜后胚胎环）和突出的面部特征（眼距宽、额头突出、小下颌）以及肾脏发育不良等。

【前房角表现】

Alagille 综合征最常见的房角特征是角膜后胚胎环，表现为角膜后弹力层止端（Schwalbe 线）的增厚，并且有梳状韧带连于角膜后胚胎环与虹膜根部之间，这与 Axenfeld-Rieger 异常的前房角特征较相似，然而，与 Axenfeld-Rieger 异常不同的是，Alagille 综合征患者并发青光眼却并不常见（图 3-4-17）。

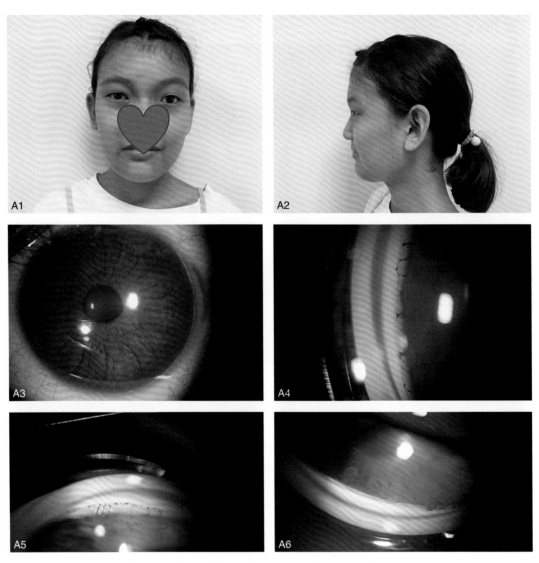

图 3-4-17   Alagille 综合征患者外观、前节及前房角镜像

A1、A2. Alagille 综合征患者特殊面容：眼距宽、额头突出、小下颌；A3. 左眼前节照可见明显的角膜后胚胎环，颞侧明显，呈白色线状位于角膜缘，角膜清，虹膜纹理未见明显异常；A4~A6. 左眼前房角镜照相可见 Schwalbe 线增厚形成的角膜后胚胎环，并且有梳状韧带跨越角膜后胚胎环与虹膜根部之间，房角宽，色素 0 级，上方可见 Schlemm 管充血。

（胡　曼　乔春艳）

参 考 文 献

1. ANDERSON D R. The development of the trabecular meshwork and its abnormality in primary infantile glaucoma [J]. Trans Am Ophthalmol Soc, 1981, 79: 458-485.

2. CHANG T C, SUMMERS C G, SCHIMMENTI L A, et al. Axenfeld-Rieger syndrome: New perspectives [J]. Br J Ophthalmol, 2012, 96 (3): 318-322.

3. SIGGS O M, SOUZEAU E, PASUTTO F, et al. Prevalence of FOXC1 variants in individuals with a suspected diagnosis of primary congenital glaucoma [J]. Jama Ophthalmol, 2019, 137 (4): 348-355.

4. LIM H T, KIM D H, KIM H. PAX6 aniridia syndrome: Clinics, genetics, and therapeutics [J]. Curr Opin Ophthalmol, 2017, 28 (5): 436-447.

5. JACOBSON A, MOROI S E, BOHNSACK B L. Characteristics and outcomes of glaucoma associated with congenital ectropion uvea [J]. Am J Ophthalmol, 2022, 241: 1-8.

6. SILVERSTEIN M, SALVIN J. Ocular manifestations of Sturge-Weber syndrome [J]. Curr Opin Ophthalmol, 2019,

30（5）: 301-305.

7. TEEKHASAENEE C, RITCH R. Glaucoma in phakomatosis pigmentovascularis［J］. Ophthalmology, 1997, 104（1）: 150-157.

8. THAVIKULWAT A T, EDWARD D P, ALDARRAB A, et al. Pathophysiology and management of glaucoma associated with phakomatoses［J］. J Neurosci Res, 2019, 97（1）: 57-69.

9. EDWARD D P, MORALES J, BOUHENNI R A, et al. Congenital ectropion uvea and mechanisms of glaucoma in neurofibromatosis type 1: New insights［J］. Ophthalmology, 2012, 119（7）: 1485-1494.

10. SONG E, LUO N, ALVARADO J A, et al. Ocular pathology of oculocerebrorenal syndrome of lowe: Novel mutations and genotype-phenotype analysis［J］. Sci Rep, 2017, 7（1）: 1442.

11. WALTON D S, KATSAVOUNIDOU G, LOWE C U. Glaucoma with the oculocerebrorenal syndrome of Lowe［J］. J Glaucoma, 2005, 14（3）: 181-185.

12. BOYSEN K B, La COUR M, KESSEL L. Ocular complications and prophylactic strategies in Stickler syndrome: A systematic literature review［J］. Ophthalmic Genet, 2020, 41（3）: 223-234.

13. SPALLONE A. Stickler's syndrome: A study of 12 families ［J］. Br J Ophthalmol, 1987, 71（7）: 504-509.

14. WALTERS A, LAMBERT N, BRICEL S, et al. Case series of Stickler syndrome presenting with acute angle closure［J］. J Glaucoma, 2020, 29（1）: 992-994.

15. QUIROS-TEJEIRA R E, AMENT M E, HEYMAN M B, et al. Variable morbidity in alagille syndrome: A review of 43 cases［J］. J Pediatr Gastroenterol Nutr, 1999, 29（4）: 431-437.

16. GROH M J, WENKEL H, MAYER U M. Alagille syndrome（arteriohepatic dysplasia）: Stable ocular findings after 23 years of illness［J］. Klin Monbl Augenheilkd, 1998, 212（3）: 175-177.

第四章　前房角镜在青光眼治疗中的应用

近年来,随着技术的发展,针对前房角的治疗方法越来越多,比如选择性激光小梁成形术(selective laser trabeculoplasty, SLT)、微创青光眼手术(microinvasive glaucoma surgery, MIGS)、房角分离术等。这些治疗过程中都需要使用改良后的前房角镜(详见第一章第四节"如何选择前房角镜")。本章重点介绍前房角镜在激光治疗、手术治疗中的应用,比较手术前后前房角镜检查所见的房角差别。

第一节　前房角镜在激光治疗中的应用

SLT是目前国内常用的激光小梁成形术,用于治疗高眼压症、原发性和部分继发性开角型青光眼。激光需要激发到小梁网上,所以必须使用类似房角镜的房角激光治疗专用镜头。同常规间接房角镜一样,激光治疗专用房角镜头也是镜面反射,镜面在上面,激光作用部位是下方的小梁网。不同于普通的房角镜,激光专用房角镜的镜头采用特殊曲面设计,确保激光光斑圆形、垂直入射,激光能量均一集中、不被浪费;镜头采用特殊镀膜,增加激光透过率,从而提高治疗效率、节省治疗时间;而且可以减少对非目标组织的损伤,减少反射和散射对术者造成的损伤,安全性更高。另外,SLT激光治疗使用的是微爆破原理、瞬间产生高能量激光发射,SLT镜头有特殊的镀膜;常规的房角镜镜头上的镀膜不能耐受瞬间高能量激光冲击,很容易被破坏。

SLT治疗专用镜头使用方法同常规的前房角镜检查。

扫描二维码4-1,观看SLT治疗视频。

二维码4-1

第二节　前房角镜在手术治疗中的应用

笔者在2019年做过一项青光眼手术趋势全国调查研究中发现,从2015—2019年,内引流手术逐渐增多,传统的小梁切除术等外滤过手术逐渐减少;闭角型青光眼行晶状体摘除联合房角分离手术,先天性青光眼和开角型青光眼行MIGS越来越多。其中内路MIGS手术和房角分离手术中,术中前房角镜都是必不可少的,都需要在术中前房角镜引导下完成操作。

MIGS手术根据降压途径分为三类:经小梁网-Schlemm管、经脉络膜上腔或经结膜下引流。内路MIGS手术包括在前房角镜引导下切开小梁网和Schlemm管内壁,比如前房角镜辅助下的内路360°小梁切开术(gonioscopy-assisted transluminal trabeculotomy, GATT)、KDB(Kahook Dual Blade@)刀内路小梁网切开术(Kahook Dual Blade@);或扩张Schlemm管,例如内路黏小管成形术(AB-interno canaloplasty, ABiC);或消融去除一定范围的小梁网组织,例如小梁消融术(trabectome)或植入微型引流器沟通前房与Schlemm管(例如iStent、Hydrus植入术)等。

术中房角镜引导下的房角分离手术已逐步成为治疗闭角型青光眼主要手术方式。相比于盲分,熟练使用术中房角镜有助于更精准、更高效、有的放矢地分离前房角。笔者目前使用的是一款不需要调整手术显微镜和患者头位的术中房角镜（ocular upright surgical gonioprism, OUSG），有 2 个反射镜面，通过 2 次反射使得成像为正像，镜面在哪里，看到的房角就是哪里。

扫描二维码 4-2~4-4，观看房角镜引导下的 GATT 手术、KDB 刀内路小梁网切开术、房角分离手术视频。

二维码4-2　　二维码4-3　　二维码4-4

第三节　抗青光眼手术前后前房角的变化

手术后前房角状况多少都会有所改变，尤其是操作在前房角的手术，术后前房角有特征性的外观，比如切开痕迹、Schlemm 管充血等；此外术后 PAS 也是常见的体征。前面章节也有提及手术后前房角镜下所见（见图 1-9-2、图 2-1-3、图 2-1-4、图 3-3-45、图 3-4-2）。本节通过几个典型病例，集中展现小梁切除术、GATT、KDB 刀内路小梁网切开术、黏小管成形术（canaloplasty）、Express 引流钉植入术、房角分离术等手术前、术后前房角镜下所见（图 4-3-1~ 图 4-3-12）。

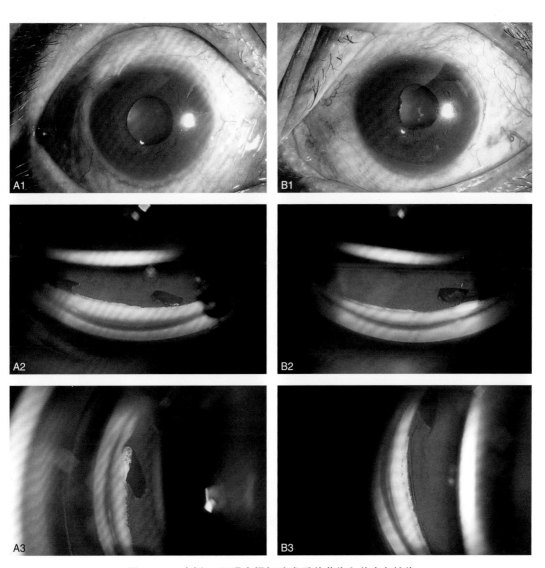

图 4-3-1　病例 1，双眼小梁切除术后前节像和前房角镜像
A1~A3. 右眼；B1~B3. 左眼；A1. 滤过平，角膜清，三个周切口通；A2、A3. 上方两个、鼻侧一个周切口均通，周切口附近局限 PAS 至小梁网，滤过内口可见；其余部位房角开放，N1，色素 0 级；B1. 滤过平，角膜清，1:00 位周切口通；B2、B3. 镜面在下方和鼻侧都能看到周切口通；周切口附近局限 PAS 至小梁网，滤过内口可见；其余部位房角开放，N1，色素 0~1 级；

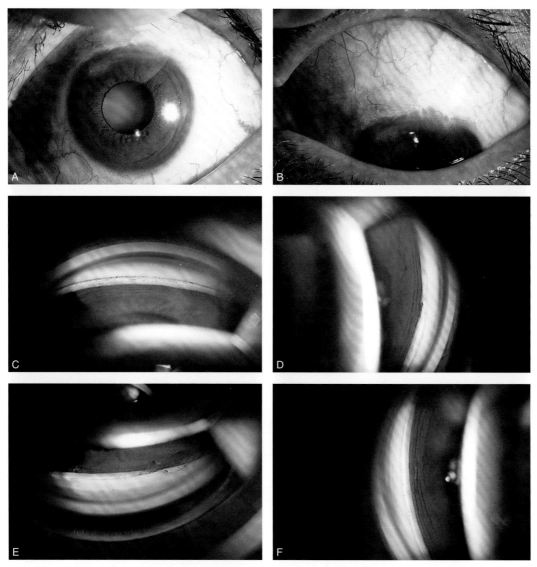

图 4-3-2　病例 2,左眼 2 次小梁切除术后行 GATT 术后 21 个月前节像和前房角镜像

A. 前节像:小梁切除手术后滤过平,约 11:00 位、1:00 位两个周切口通,10:00 位至 11:00 位虹膜局部脱色素;B. 前节像:上方两个滤过泡平,都是非功能滤过泡;C~F. GATT 术后全周房角开放,N1,小梁切开痕迹清晰可见(小梁网处白色凹痕),虽然下方(C)不如其余象限那么清晰,但仍间断可见切开痕迹; E. 小梁切除手术后上方两处虹膜周切口和滤过内口均可见,滤过内口在小梁网之前,没有影响 GATT 术中穿管和小梁网的内路切开;在 1:00 位左右局部小梁网较多色素沉着;其余前房角开放,N1,色素 0 级。

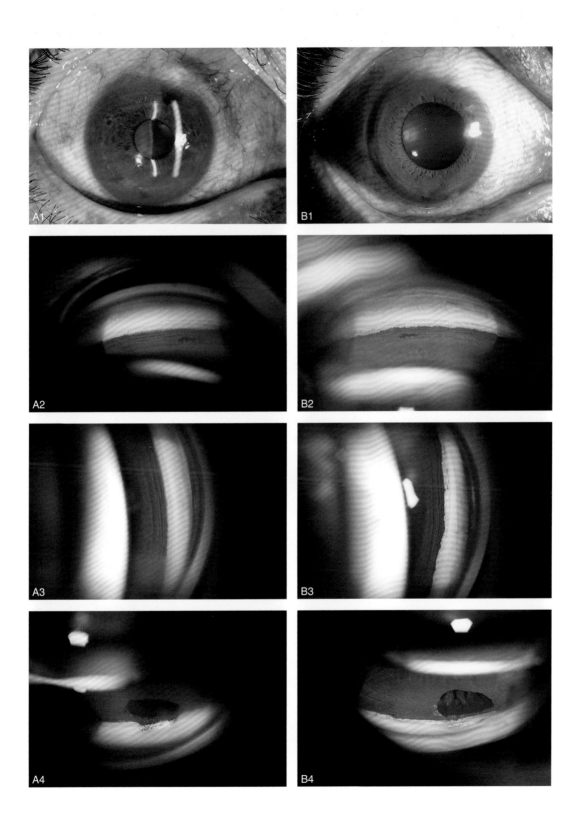

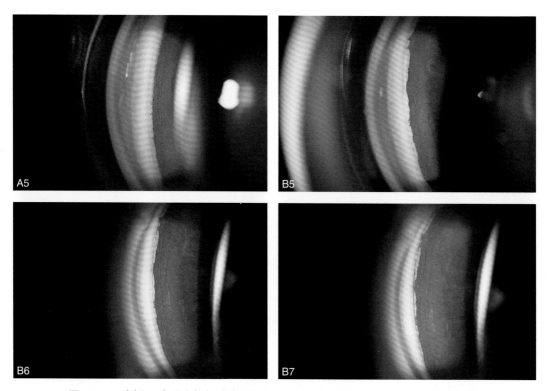

图 4-3-3　病例 3,右眼小梁切除术后行 GATT 术前、术后 6 周前节像和前房角镜像

A1~A5. 小梁切除手术后,GATT 术前;B1~B7. 小梁切除手术后,GATT 术后 6 周;A1、B1. 1∶00 位左右滤过平,角膜清,周切口通;B1 颞侧角膜切口缝线在位;A2~A5. 小梁切除手术后,虹膜周切口处 PAS 至小梁网处,可见滤过内口(A4);其余前房角开放 W,睫状体带窄,色素 0 级;B1~B7. 小梁切除手术后,GATT 术后,原虹膜周切口处术前的 PAS 已被分离开,小梁切开痕迹清晰可见(小梁网处白色线状凹痕,少许血细胞),小梁切除的滤过内口同术前(B4);其余房角和术前比较,有轻度 PAS,但全周均可见小梁网,上方(B4)和鼻侧(B5~B7)小梁切开痕迹明显;色素较术前有轻度增多、不均匀、0~1 级;B5~B7. 鼻侧房角轻度 PAS,小梁切开痕迹清晰可见,轻轻加压后逐步出现 Schlemm 管充血,色素 0 级。

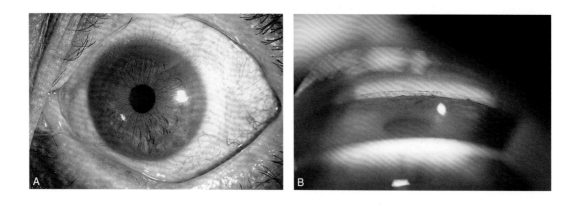

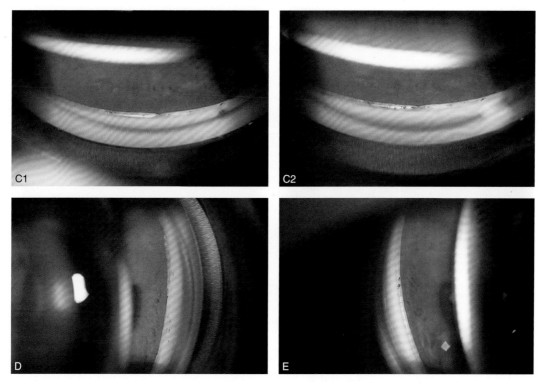

图 4-3-4　病例 4,左眼 GATT 术后 2 个月前节像和前房角镜像

A. 角膜清,虹膜基质疏松,瞳孔圆,晶状体清;B~E. 全周房角开放,N1,上方(C1、C2)和颞侧(E)小梁网切开痕迹清晰可见(小梁网处白色线状凹痕),色素 0~1 级;C1、C2. 小梁网切开清晰可见;C2. 轻轻加压后出现 Schlemm 管充血。

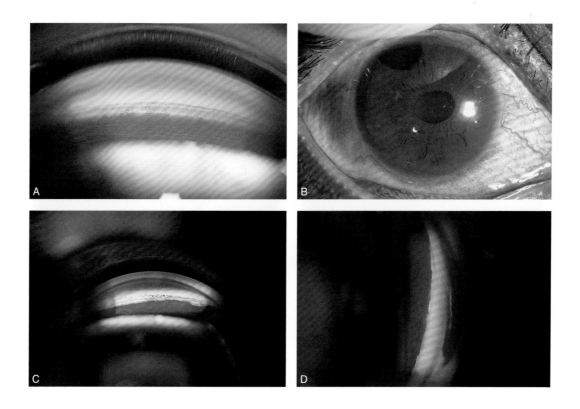

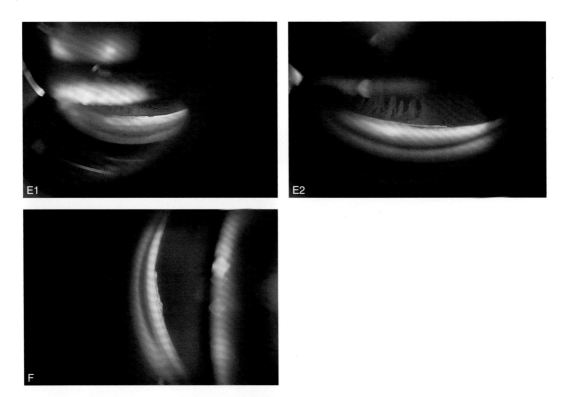

图 4-3-5　病例 5,右眼小梁切除术后行 GATT 术后 1 个月前节像和前房角镜像

A. 小梁切除术后,GATT 术前,下方房角开放,W,色素 1 级;(注:全周房角和下方类似,用图 A 做代表)
B. 小梁切除术后,GATT 术前节像,周切口通,瞳孔欠圆,晶状体清;C. GATT 术后,下方房角 PAS 至巩膜突,可见小梁网切开痕迹,切开处可见 Schlemm 管充血;和术前(A)比较,色素不均匀增多,1 级;
E1、E2. 上方约 12:30 至 1:30 PAS 遮挡小梁网,11:00 至 12:30 小梁网切开痕迹清晰可见,加压后 Schlemm 管充血有利于定位小梁网的位置(E2);D、F. 颞侧(D)、鼻侧(F)房角 GATT 术后间断性片状 PAS 至巩膜突或小梁网,部分小梁网可见,切开痕迹清晰。

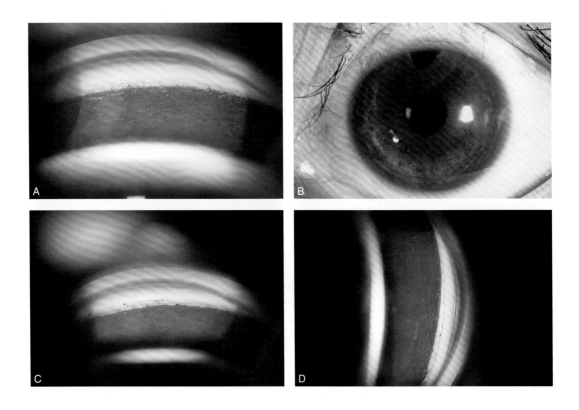

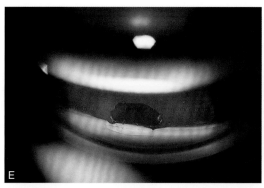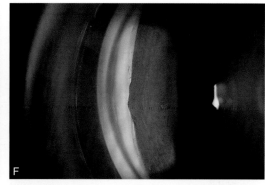

图 4-3-6　病例 6，POAG 左眼 GATT 术后眼压失控后又行小梁切除术后前节像和前房角镜像
A. 手术治疗前，下方房角开放，W，可见细小稀疏的梳状韧带，色素 0 级；（注：全周房角和下方类似，全周房角开放，用图 A 做代表）B. GATT 术后又行小梁切除术后前节像，周切口通，瞳孔圆，晶状体清；C~F. GATT 术后又行小梁切除术后前房角镜像；C. 和术前（A）比较，下方房角变化不大，色素稍有增加，虽然小梁网切开痕迹不明显，但梳状韧带较术前减少，虹膜根部附着位置靠前，睫状体带变窄，色素 0~1 级；D. 鼻侧小梁网切开痕迹清晰可见；E. 上方小梁网切开痕迹、滤过内口、虹膜周切及其边缘点状 PAS 都清晰可见；F. 颞侧约 3:00 位局限 PAS 至小梁网，其余部分小梁网切开痕迹清晰可见。

以下是 4 例 KDB 刀内路小梁网切开术后的病例（图 4-3-7、图 4-3-8）。

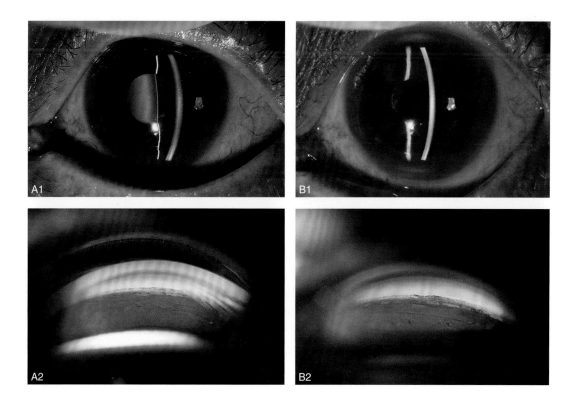

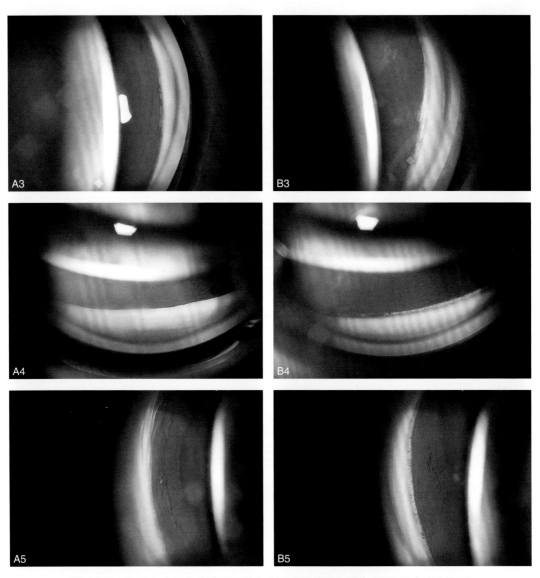

图 4-3-7　病例 7,左眼白内障摘除联合人工晶状体植入联合 KDB 刀内路小梁网
切开术后 3 个月,术前、术后前节像和前房角镜像

A1~A5. 术前;B1~B5. 青白联合术后 3 个月;A1. 术前角膜清,前房中深,瞳孔圆,晶状体混浊;
A2~A5. 术前全周房角开放,N2,色素 0~1 级;B1. 术后角膜清,前房中深,瞳孔圆,人工晶状体在位;
B2~B5. 术后全周房角加宽,N2,色素增多,下方 3 级、上方(B4)、颞侧(B5)1 级,鼻侧 0 级;B3. 鼻侧小
梁网切开痕迹清晰,色素少,0 级。

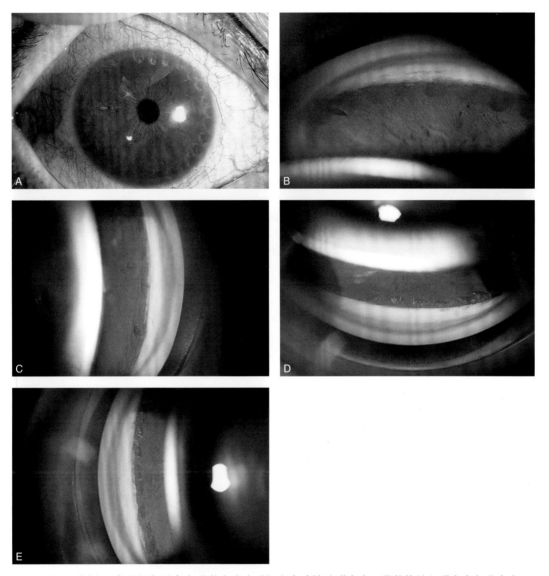

图 4-3-8　病例 8，右眼闭角型青光眼激光治疗后行白内障摘除联合人工晶状体植入联合房角分离术，术后眼压 20~26mmHg，又行 KDB 刀内路鼻侧小梁网切开术，术后 2 个月前节像和前房角镜像

A. 术后前节像，周边虹膜成形术后全周激光斑可见，约 8:00 位激光周边虹膜切开术后激光口通畅，虹膜局限脱色素，瞳孔圆、药物性缩小，人工晶状体在位；B~E. 术后前房角镜像，全周均可见虹膜根部成形激光斑；B. 大部分 PAS 至小梁网，N3，房角大部分关闭，仅 7:00 位、6:00 位局部小范围可见巩膜突，N2，色素 2 级；大约 8:00 位可见虹膜激光孔通；C. 8:00 位虹膜激光孔通，局部 PAS，N4，9:00 位附近可见巩膜突，N2，其余均为 N3，色素 2 级；D. 房角关闭，N4；E. 鼻侧小梁网切开痕迹可见（白色凹痕），局部间断出血；约 4:00 位局限点状 PAS，鼻侧 N2~N3，色素少，0 级。此例患者，前房角镜镜面在上方（B）或鼻侧（C）时均可见颞下方约 8:00 位虹膜激光孔。术后前房角镜检查有助于分析眼压高的原因，本例患者术后前房角镜检查提示白内障摘除联合人工晶状体植入联合房角分离术后，大部分房角仍为粘连性关闭，解释了为什么术后眼压仍高，再次实施 KDB 刀内路鼻侧小梁网切开术后，鼻侧房角开放程度好于其他象限。

以下是 2 例 KDB 刀内路鼻侧小梁网切开术后　　切开局部前房角镜像（图 4-3-9）。

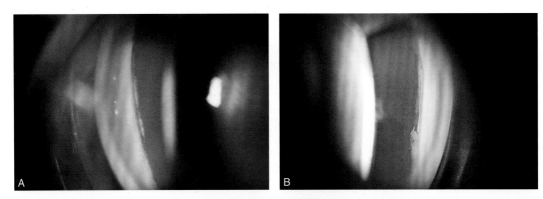

图 4-3-9　KDB 刀内路鼻侧小梁网切开术后前房角像

A. 病例 9 右眼术后 1 个月，切开痕迹可见（白色凹痕），局部色素少；B. 病例 10 左眼术后 1 个月，切开痕迹可见（白色凹痕），局部色素少，可见切下来的卷缩的小梁网组织。

以下是黏小管成形术，穿透性黏小管成形术　　图 4-3-12）。
和 Express 引流钉植入术后前房角镜像（图 4-3-10~

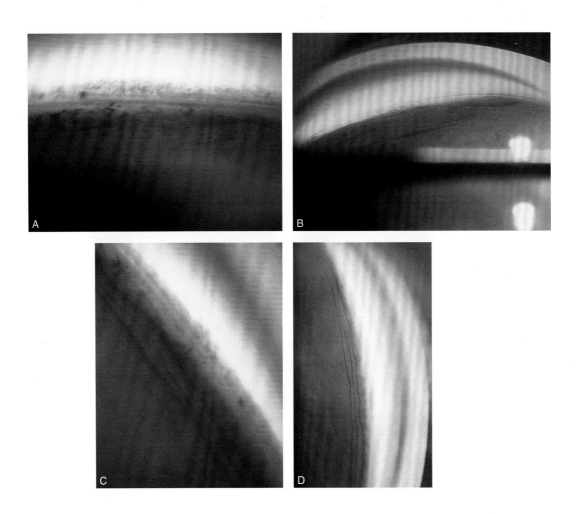

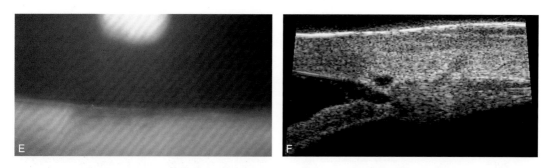

图 4-3-10　黏小管成形术（canaloplasty）术后 7 个月前房角镜像和 UBM 图

A~E. 房角开放，Schlemm 管内可见留置的 10-0 聚丙烯线；E. 上方 10-0 聚丙烯线打结处；F. 房角开放，扩张后的 Schlemm 管清晰可见。

（病例来自王宁利教授团队）

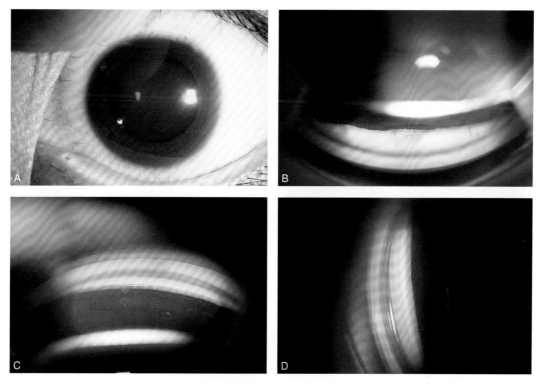

图 4-3-11　原发性开角型青光眼，左眼穿透性黏小管成形术（penetrating canaloplast，PCP）
术后前节像和前房角镜像

A. 左眼角膜清，瞳孔散大（因青光眼晚期视神经损害严重），晶状体清；B~D. 房角开放，Schlemm 管内可见留置的 5-0 聚丙烯线（浅蓝色）；B. 上方 5-0 聚丙烯线打结处，可见虹膜周切口。

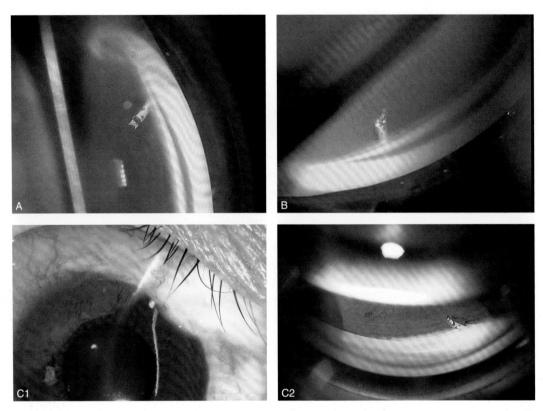

图 4-3-12　Express 引流钉植入术后前房角镜像

A、B、C. 患者编号；A、B、C2. 房角开放，Express 引流钉清晰可见；C1、C2. 同一个患者，当地行小梁切除术和 Express 引流钉植入术后；C1. 前节像可见薄壁局限滤过泡和 Express 引流钉。

（病例 A、B 来自王宁利教授团队）

（乔春艳）